Silvia Aeschbach

Silvia Aeschbach

Leonardo DiCaprio trifft keine Schuld

Panikattacken mit Happy End

WÖRTERSEH

Das ist eine wahre Geschichte, auch wenn ein Teil der Personen verfremdet dargestellt werden.

Lektorat: Elke Müller, Winterthur
Korrektorat: Claudia Bislin und Andrea Leuthold, beide in Zürich
Umschlaggestaltung: Thomas Jarzina, Holzkirchen
Foto Umschlag: © Ewing Galloway / ClassicStock / Corbis
Layout und Satz: Lucius Keller, Zürich
Herstellerische Betreuung: Andrea Leuthold, Zürich
Druck und Bindung: CPI – Ebner & Spiegel, Ulm

Print ISBN 978-3-03763-049-5
E-Book ISBN 978-3-03763-554-4

www.woerterseh.ch

FSC www.fsc.org MIX Papier aus verantwortungsvollen Quellen FSC® C006701

Für H.

Inhalt

Top Ten meiner Panikattacken

1 *Während eines Interviews mit Leonardo DiCaprio in London. Leo war ganz Gentleman und überspielte die peinliche Situation galant.*

2 *Während eines Langstreckenflugs nach Los Angeles. Die Beruhigungstabletten befanden sich fälschlicherweise nicht in meinem Handgepäck, sondern im Koffer. Es war der längste Flug meines Lebens.*

3 *Während der ersten Liebesnacht mit einem neuen Freund. Derweil er im Bett auf mich wartete, saß ich mit Durchfall und Brechreiz auf dem Klo.*

4 *Als mitten im siebzehn Kilometer langen Gotthardtunnel das Auto, in dem ich mitfuhr, den Geist aufgab – und das bei einer Temperatur von vierzig Grad.*

5 *Bei einem Konzert des britischen Popstars Robbie Williams, für das ich extra nach Genf gereist war, mitten unter 30 000 Fans.*

6 *In meinen ersten Ferien ohne meine Eltern, die ich mit einer befreundeten Familie an einem FKK-Strand in Korsika verbrachte.*

7 *Als ich erfuhr, dass ich schwanger war. Eigentlich wären ja Freudensprünge angebrachter gewesen.*

8 *Als ich eine Fehlgeburt erlitt.*

9 *Bei einer Bergtour in den Alpen. Beim Abstieg zitterten meine Beine vor Angst so stark, dass zwei kräftige Männer mich abwechselnd tragen mussten.*

10 *Während des Moderierens einer Live-Sendung im Schweizer Fernsehen.*

Eiseskälte im Sommer

Das erste Mal starb ich mit siebzehn.

Ein heißer Spätnachmittag. Die Sonne brannte mit einer derartigen Intensität, dass sich alles, was Beine hatte, einen Schattenplatz suchte. Normalerweise herrschte im Nudistencamp La Chiappa an der Ostküste Korsikas um diese Zeit Hochbetrieb, doch jetzt war der felsige Badestrand genauso leer gefegt wie das Volleyballfeld, auf dem sich sonst die Feriengäste lautstarke Duelle lieferten. Und selbst Plastic Bertrand, dessen New-Wave-Hymne »Ça plane pour moi« stündlich aus den Radios schepperte, war verstummt. Alle hatten sich in ihre kleinen Steinbungalows zurückgezogen und hielten Siesta. Sogar Carlos, der Hund des Campbesitzers, hatte sich verzogen und kam nicht wie sonst wedelnd auf mich zu, als ich das Häuschen verließ, das ich mit meinen Gasteltern teilte, die ebenfalls ein Mittagsschläfchen hielten.

Ich war jetzt seit genau einer Woche auf Korsika. Barbara und Felix, Bekannte meiner Eltern, hatten mich eingeladen, um ihrer Teenagertochter Désirée, natürlich ein Einzelkind, Gesellschaft zu leisten. Dési und ich konnten uns auf den ersten Blick nicht ausstehen. Zwischen uns lagen zwar nur drei Jahre, aber diese drei Jahre waren eine halbe Ewigkeit. Für mich war sie eine verwöhnte Göre, die noch mit Barbies spielte, für sie war ich eine eingebildete Tussi.

Unsere einzige Gemeinsamkeit war die Liebe zu Nutella. Da wir beide Fisch hassten und es nicht viel anderes zu essen gab, war dies unser Hauptnahrungsmittel, und wir beäugten argwöhnisch, wie viel die andere jeweils verzehrte. Denn ein Nutella-Glas, das hatte Barbara so bestimmt, musste für drei Tage reichen. Verflixt wenig für zwei Teenager.

Das Wäldchen lag nur ein paar Schritte entfernt, aber schon diese kurze Strecke genügte, dass ich schweißnass wurde. Umso mehr genoss ich die Kühle, die mich augenblicklich umgab, als ich zwischen den schattenspendenden Bäumen mein Badetuch auf den Boden legte und es mir darauf bequem machte. Es herrschte eine solche Stille, dass ich für den Moment das Gefühl hatte, ich sei allein auf der Welt. Prompt blitzte ein unangenehmes Gefühl auf, das ich aber verscheuchte wie eine lästige Fliege.

War das Leben nicht wundervoll? Ich war in diesem Sommer das erste Mal ohne meine Eltern verreist. Diese Tatsache war für mich äußerst aufregend. Barbara und Felix hatten sich mächtig ins Zeug gelegt, um meine Eltern davon zu überzeugen, dass in einem Nudistencamp kein Sodom und Gomorra herrscht und Nudisten keine Perverslinge sind, sondern naturliebende Menschen, die sich ohne Kleider einfach wohler fühlen als mit.

Ich hatte mich allerdings noch nicht so ganz an die Textilfreiheit gewöhnt und schaute meist verschämt zur Seite, wenn sich Felix in ganzer Größe vor mir aufbaute. Ich trug auch Tag und Nacht einen kurzen, kirschroten Baumwollkimono, weil ich meine Blöße bedecken wollte. Bei den Volleyball-Matches war ich die Einzige auf dem Feld, die einen Faden auf dem Leib trug. Felix foppte mich deswegen gern. Als ich mich einmal beklagte, ich würde mich nur mit BH wohlfühlen, lachte er etwas anzüglich und meinte: »Als ob so ein super Busen Halt brauchen würde.«

Nun ja, Nudisten waren für ihre naturnahe Art bekannt. Aber sie konnten auch feiern. Jeden Abend war Disco im Gemeinschaftsraum, da wurde zu den neuesten französischen Hits gesungen und getanzt. Am liebsten tanzte ich mit François, einem waschechten Pariser, der genau so aussah, wie ich mir einen Franzosen vorstellte. Er war sicher schon zwanzig Jahre alt, hatte braunes lockiges Haar, blaue Augen und nannte mich immer »ma petite Sylvie«. Tagsüber lieferten wir uns im Pool Wasserschlachten, und abends tanzten wir ausgelassen zu Laurent Voulzys »Rockollection«. Und der Höhepunkt der ersten Ferienwoche war, als François mir an einem Abend ins Ohr flüsterte: »Tu viens me visiter à Paris?«

Zum ersten Mal fühlte ich mich wie eine Frau und nicht mehr wie ein Mädchen. Ein attraktiver Franzose hatte mich nach Paris eingeladen! Das Leben hätte nicht schöner sein können. Aus lauter Euphorie überließ ich Désirée sogar das Nutella-Glas. Sollte sie sich doch mit Schokolade vollstopfen! Darauf konnte ich verzichten und beschloss, fortan von Luft und Liebe zu leben. Und am nächsten Tag würde ich meinen Kimono ablegen. Schließlich musste ich mich wegen meiner Figur nicht schämen.

Ich schaute in den Himmel oder, besser gesagt, auf die blauen Fetzen, die zwischen den Baumwipfeln durchschienen. Die Hitze machte mich müde, meine Augendeckel waren bleischwer. Doch kurz vor dem Einschlafen durchfuhr mich wieder diese seltsame Empfindung, die ich nicht einordnen konnte. Dieses Mal aber ließ sie sich nicht verscheuchen. Ich dachte an François und seine blauen Augen, die genau die gleiche Farbe hatten wie der Himmel. Statt eines wohligen Gefühls bekam ich jedoch Herzklopfen. Aber dieses Herzklopfen fühlte sich anders an, als wenn ich ihn jeweils sah: Keine freudige Erregung, sondern eine unbestimmte Furcht stieg in mir hoch und raubte mir den Atem.

Was, um Himmels willen, geschah mit mir? Die Farben des Himmels und der Bäume erschienen mir unerträglich grell, die Grillen zirpten nicht mehr melodisch, sie kreischten richtiggehend. Der Waldboden, der eben noch so gut nach Moos gerochen hatte, stank plötzlich nach Moder. Ich nahm alles wie durch einen Filter wahr, einen Filter, der die Umgebung nicht in ein angenehmes, weiches Licht tauchte, sondern die Bilder verzerrte. Eine Kälte, wie ich sie vorher nicht kannte, erfasste mich. Noch vor fünf Minuten war mir der Schweiß in Strömen heruntergelaufen, und jetzt hatte ich das Gefühl, in einem Eisblock zu stecken. Für einen Moment schien mein Herz stehen zu bleiben, doch dann begann es noch wilder zu rasen. Meine Gedanken taten dasselbe: Ich wusste plötzlich nicht mehr, wo ich war und, noch schlimmer, wer ich war.

Ich fühlte mich wie in einem schwerelosen Raum. Es schien mir unmöglich aufzustehen. Alles um mich herum drehte sich. Der lauschige Spätnachmittag hatte sich in einen Horrorfilm verwandelt. Und ich spielte darin die Hauptrolle.

Schließlich schaffte ich es doch, mich aufzurappeln. Die Panik, die mich erfüllte, ließ mich losrennen. Nur weg von diesem Ort! Meine Flipflops hatte ich liegen gelassen, doch ich nahm den brennenden Sand unter meinen Fußsohlen gar nicht wahr. Ich rannte wie eine Verrückte. Mir war kotzübel. In meinen Ohren dröhnte es. Mein ganzes Sein war von Todesangst erfüllt. Diese ließ auch nicht nach, als ich Felix entdeckte, der es sich nach dem Mittagsschlaf in seinem roten Gummiboot, das vor dem Bungalow lag, gemütlich gemacht hatte und in einem Buch blätterte.

»Felix«, schrie ich, »ich sterbe!«

Er schaute mich entgeistert an. Klar, ich sah äußerlich ja völlig intakt aus. Ich war so außer mir, dass ich nicht einmal bemerkt hatte, dass sich der Gürtel meines Kimonos geöffnet hatte und ich halb nackt dastand. Felix war inzwischen aufgestanden und fragte verständnislos: »Was ist denn passiert? Hattest du einen Unfall?«

»Nein, nein«, presste ich atemlos heraus, »es ist nichts passiert, es ist hier drinnen«, und schlug mir auf die Brust.

Das verwirrte Felix noch mehr. »Setz dich«, sagte er streng und zog einen Campingstuhl neben das Gummiboot. »Du hast sicher einen Sonnenstich, eine Siebzehnjährige kann noch keinen Herzinfarkt haben.«

»Ich habe solche Angst«, wimmerte ich, »bitte nimm mich in den Arm!«

Felix zögerte, er wusste, dass es irgendwie heikel sein könnte, mich im Adamskostüm zu umarmen. Aber mir war das egal. Ich brauchte Halt. Jemand musste aufpassen, dass ich nicht davonflog. Ich hatte jede Bodenhaftung verloren und schwebte quasi außerhalb meines Körpers.

Aber Felix, das spürte ich, konnte mir nicht helfen. Wie sollte er auch? Für ihn war ich ein hysterischer Teenager, der zu viel Sonne abbekommen hatte. Viele Jahre später würde er mir seine Zurückhaltung damit erklären, dass er dachte, ich hätte nur eine Riesenshow abgezogen, weil ich in ihn verliebt gewesen sei und ihm so hätte näherkommen wollen. Gereizt hätte ich ihn natürlich schon, gestand er mir, aber da war ja seine Barbara. Männer! Gerne hätte ich ihm eine gescheuert, aber seine Enttäuschung, als ich ihm sagte, er sei doch schon damals ein alter Mann gewesen, war für den eingebildeten Fatzke wohl Strafe genug.

Kaltes Wasser musste her! Es würde mir helfen, wieder klar zu denken und zu fühlen. Doch die Panik blieb selbst unter der eiskalten Dusche.

Was passierte nur mit mir? Woher kam diese grauenvolle Angst? Und vor allem: Wovor hatte ich Angst?

Ich begann zu weinen, zuerst leise, dann immer lauter. Barbara kam, drehte das Wasser ab und wickelte mich in ein flauschiges Badetuch. Felix hatte ihr von meinem, wie er es nannte, »hysterischen Anfall« erzählt, und so wie er war auch sie der Überzeugung, ich hätte einfach »zu viel Sonne erwischt«, oder, und das schien ihr noch viel plausibler, ich hätte eine Hirnerschütterung erlitten. Am Vortag hatte ich nämlich einen kleinen Unfall gehabt: Bei einer gemeinsamen Höhlenwanderung hatte ich mir den Kopf blutig geschlagen. Eine Platzwunde, nichts Schlimmes, es tat auch nicht weh. Aber für Barbara und Felix war die

Ursache für meine Todesangst gefunden: eine Spätreaktion auf meine Kopfverletzung.

Dummerweise war der noch funktionierende Rest meines Verstandes mit dieser Antwort nicht zufrieden. Das Einzige, unter dem ich nämlich nicht litt, war Kopfweh, dafür tobte in meinem Inneren der Kampf weiter. Ich zitterte am ganzen Körper und bekam keine Luft mehr. Jetzt wurden auch Felix und Barbara unsicher.

»Was, wenn mir wirklich etwas fehlt und ich ärztliche Hilfe brauche?«

Da hatte Barbara eine Idee: «Du nimmst jetzt eine meiner Schlaftabletten, am besten mit etwas Wein. Das hilft dir, dich etwas zu beruhigen.«

Ich hätte in diesem Moment alles gemacht, um diesen schrecklichen Zustand zu beenden. Also schluckte ich Tablette und Wein.

Und so erlebte ich an diesem 22. Juli 1977 nicht nur meine erste Panikattacke, sondern auch meinen ersten Rausch. Nach etwa zehn Minuten versank ich in einen tiefen Schlaf, aus dem ich erst am nächsten Mittag wieder auftauchte. Die Angst war weg. Ich konnte mir nicht erklären, was am Vortag passiert war. Und ich wollte auch nicht darüber nachdenken. Sicher hatten Felix und Barbara recht gehabt, und ich hatte eine Hirnerschütterung erlitten. Der Albtraum war vorbei. So dachte ich jedenfalls.

Ich sollte mich irren. Er hatte eben erst begonnen.

Top Ten der Symptome einer Panikattacke

1 *Plötzlicher und unerwarteter Angstanfall ohne erkennbaren Grund (»Jetzt sterbe ich gleich«, »Ich werde verrückt«)*

2 *Atemnot, Engegefühl in Brust und Kehle (»Ich ersticke«)*

3 *Harndrang, Durchfall*

3 *Schweißausbrüche oder Kälteschauer*

5 *Hyperventilation, Muskelkrämpfe durch zu schnelles Atmen*

6 *Schwindel, Zittern, Angst vor einer Ohnmacht*

7 *Herzrasen (»Ich bekomme einen Herzinfarkt«)*

8 *Fluchtgedanken (»Nur weg von hier!«)*

9 *Depersonalisationsgefühle (»Ich stehe neben mir«)*

10 *Derealisationsgefühle (Die Umgebung wird als fremd, unwirklich, »wie im Nebel« wahrgenommen)*

Die Panikattacke steigert sich in ihrer Heftigkeit, bis sie nach fünf oder zehn Minuten ihren Höhepunkt erreicht. In Ausnahmefällen dauert sie auch mehrere Stunden.

Das rote Windrad

Vielleicht denken Sie, Angst zu haben, sei normal, das gehöre zum Leben. Natürlich haben Sie recht. Aber diese spezielle Form von heftigster Angst, bekannt als Panik, an der ich und viele andere Menschen leiden, ist nicht durch Mut oder Wille zu überwinden. Studien besagen, dass jeder fünfte Schweizer einmal in seinem Leben an einer Angststörung erkrankt. Sie ist immun gegen Zuspruch und hat auch wenig mit einer Phobie zu tun, unter der Menschen leiden, die beispielsweise Angst vor Schlangen haben. Die vernichtende Angst ist bei ihrem ersten Auftreten an kein spezielles Objekt oder Umfeld gebunden. Erst später, wenn die Panik mit einer vorbelasteten Gegebenheit verbunden wird, wächst die Furcht, dass bei einer Wiederholung der Situation das Gleiche passieren könnte. Und wenn man es vermeidet, sich mit diesem vermeintlichen Auslöser zu konfrontieren, wird die Angst vor der Angst immer größer.

In diesem Sinne war meine erste Panikattacke typisch. Ich war zum ersten Mal ohne meine Eltern in den Ferien, in einer Umgebung, die mich etwas verunsicherte. Ich hatte am Tag vor der Attacke einen Unfall. Und ich war ein ängstliches Kind mit einer regen Fantasie. Ich sah Gespenster, wo keine waren, und konnte nur bei Licht schlafen. Nachdem ich einmal verbotenerweise bei unseren Nachbarn »Aktenzeichen XY« gesehen hatte, plagten mich Albträume, in denen mich fremde Männer abschlachteten. Diese Träume waren so real, dass ich schreiend aufwachte und mich ins Bett meiner Mutter flüchtete. Ich schmiegte mich an ihren Rücken, und erst durch ihre beruhigende Wärme konnte ich wieder einschlafen.

Was allerdings unlogisch war: Ich genoss meine Ferien auf Korsika, fühlte mich erwachsen und frei und war verliebt. Warum kam die Panik also gerade dann? Bis heute habe ich keine Antwort darauf. Was ich allerdings weiß, ist: Schon immer hatte ich Angst, meine Eltern zu verlieren.

Ich sehe mich als kleines Mädchen im Bett liegen. Ich bin vielleicht fünf oder sechs Jahre alt. Mein Vater schaut Fernsehen, meine Mutter ist kurz in die Stadt gefahren. Es ist abends um sieben und noch hell draußen, trotzdem sind die Fensterläden zugeklappt. Ich zittere vor Angst, denn ich bin überzeugt, dass meine Mutter nie mehr zurückkommen wird. Vor lauter Panik muss ich erbrechen. Mein Vater hält meine Stirn, sie ist fieberheiß, er meint, ich hätte eine Magenverstimmung. Ich traue mich nicht, ihm zu sagen, dass mir die Angst den Magen umgedreht hat. »Oh, wie ist mir schlecht!« Mein Vater trägt mich zurück ins Bett. Dann höre ich, wie die Haustür geöffnet wird. Meine Mutter ist zurück! Ich kann es kaum fassen und weine vor Glück.

Doch diese Tränen des Glücks waren eine Ausnahme, denn als kleines Mädchen habe ich mehr geweint als gelacht. Die ersten Monate im Kindergarten waren schrecklich: Kaum verschwand Mutter aus meinem Blickfeld, begann ich hysterisch zu schluchzen. Anfänglich blieb sie im Unterrichtszimmer, doch nach ein paar Wochen setzte sich die Kindergärtnerin durch, und meine Mutter musste fortan in der Garderobe warten. Doch sobald ich sie nicht mehr sah, begannen die Tränen zu fließen. Weder gutes Zureden noch Ermahnungen konnten die Verzweiflung bannen.

Auch Mutters Versuch, meine Angst zu überlisten, scheiterte. Vor meiner wöchentlichen Ballettstunde versprach sie: »Wenn du heute nicht weinst, wenn ich gehe, kaufe ich dir das rote Windrad, das du so gern haben wolltest.«

Ich hätte es wirklich sehr gern bekommen. Nach dem Abschied biss ich die Zähne zusammen und zog das rosa Tanzkleid an. Ich dachte an das rote Windrad, das bald mir gehören würde. Es nützte alles nichts. Diese furchtbare Angst vor dem Verlassenwerden packte mich kalt, und schon schluchzte ich los. Mutter, die im Vorraum des Studios gewartet hatte, machte keinen Hehl aus ihrer Enttäuschung: »Ich hatte so gehofft, dass du dieses Mal nicht weinst«, tadelte sie mich. »Du bist doch schon so ein großes Mädchen.«

Das rote Windrad bekam ich nicht.

Die symbiotische Beziehung zu meiner Mutter beruhte auf Gegenseitigkeit. Sie hatte mich erst mit fünfundvierzig Jahren geboren, dies nach zahlreichen Fehlgeburten. Das Baby war für meine Eltern ein spätes Geschenk des Himmels. Vater war beruflich viel unterwegs, und so überschüttete Mutter mich mit Aufmerksamkeit und Fürsorge. Sie nannte unsere Beziehung »Affenliebe«. Meine acht Jahre ältere Schwester Jeannette, die über den Zuwachs verständlicherweise alles andere als erfreut war, reagierte mit Trotz und sagte prinzipiell zu allem Nein. Ich dagegen wollte von klein auf allen eine Freude machen. Insbesondere Mutter.

Schon früh lernte ich, dass ich für ihr Glück verantwortlich war. Wenn sie während des Gottesdienstes in der Kirche weinte, was regelmäßig vorkam, schmiegte ich mich an sie, bis ihre Tränen versiegten. Litt sie unter Magenschmerzen, legte ich meine Hand auf ihren Bauch, und sie sagte: »Du hast magische Hände. Wenn ich deine Wärme spüre, geht es mir sofort besser.« Und so machte ich alles Mögliche, um sie glücklich zu sehen. Ich gab mein Taschengeld aus für kleine Geschenke und schrieb Briefchen, in denen ich ihr versicherte, sie sei die beste Mutter der Welt. Unsere innige Zweisamkeit konnte niemand stören. Wie sehr mein Vater und meine Schwester unter dieser Symbiose litten, erfuhr ich erst später.

Als ich eines Tages aus der Schule kam, ich war damals in der ersten Klasse, erwartete mich Mutter im Kinderzimmer. »Ich muss dir etwas sagen, aber du darfst nicht traurig sein«, begann sie. Mir wurde eiskalt. Ich rechnete damit, Mutter würde nun sagen, sie sterbe bald an Krebs, wie kürzlich unsere Nachbarin. »Ich bin nicht einundvierzig Jahre alt, wie ich immer gesagt habe, sondern zehn Jahre älter«, begann sie und sagte weiter: »Ich wollte nicht, dass die Leute darüber tratschen, dass ich in meinem Alter noch ein Kind bekommen habe.«

Ich war entsetzt. Mutter schon über fünfzig! Das war für mich uralt. Die Großmütter meiner Freundinnen waren in diesem Alter, und sie würden bald sterben. Da half es auch nicht, dass Mutter weder graue Haare hatte noch eine

Küchenschürze trug, sondern eine elegante Erscheinung war. Meine geliebte Mutter war uralt und dem baldigen Tod geweiht. Davon war ich überzeugt.

Meine eifersüchtige Schwester schürte diese Ängste. Wann immer ich ihrer Meinung nach nicht brav gewesen war, drohte sie: »Du bist schuld, wenn Mami stirbt. Nur wegen dir macht sie sich so viele Sorgen.« So schlimm damals diese Drohungen für mich waren, heute weiß ich, wie schwierig die Situation auch für Jeannette war. Sie war während neun Jahren ein Einzelkind gewesen und fühlte sich mit meiner Geburt »völlig überflüssig«, wie sie mir später gestand. Auch sie fühlte sich verlassen und zweifelte an der Liebe meiner Eltern.

Mir blieb nichts anderes übrig, als brav zu sein. Schließlich war ich für das Glück, mehr noch für das Leben meiner Mutter verantwortlich.

Meine Panik vor dem Verlassenwerden überkam mich vor allem, sobald es draußen dunkelte. Für meine Eltern war es unmöglich, mich über Nacht bei einer befreundeten Familie zu lassen. Kaum brach die Dunkelheit an, flossen bittere Tränen, bis wir wieder zusammen und zu Hause waren. Diese extreme Form des Heimwehs begleitete mich meine ganze Kindheit. Als Siebenjährige war ich nach einer Mandeloperation mit Komplikationen so dünn geworden, dass mich meine Eltern zur Kur in die Berge schickten. Es waren schreckliche drei Wochen, in denen ich jede Nacht in mein Kissen weinte und praktisch alle Nahrung verweigerte. Meistens saß ich nach dem gemeinsamen Essen mit den anderen Kindern alleine am langen Holztisch, vor mir ein gefüllter Teller. Alle anderen hatten den Essraum verlassen. »Wenigstens die halbe Portion musst du essen«, forderte die Krankenschwester, »vorher stehst du nicht vom Tisch auf.« Ich würgte einige Bissen hinunter und bunkerte den Rest in den Backen. Wenn ich dann endlich den Tisch verlassen durfte, stürzte ich aufs WC und spuckte alles aus.

Ich kam so dünn nach Hause, wie ich gegangen war.

In der Pubertät war Heimweh kaum ein Thema mehr, es gab schlicht Aufregenderes als meine Eltern. Ich war sechzehn Jahre alt und leitete zusammen mit anderen Pfadfindern ein Kinderlager im Sportzentrum von Magglingen. Ich hatte Spaß mit meinen Schützlingen und auch mit den anderen Leitern. Dann, am zweitletzten Tag, kamen die Eltern der Kinder zu Besuch. Als ich nun all diese trauten Familien sah, überwältigte mich aus heiterem Himmel eine namenlose Traurigkeit, ich fühlte mich unendlich einsam. Und schon flossen wieder die Tränen. Meine Kollegen und Kolleginnen versuchten mich zu trösten. Die Kinder schauten verwundert und verschreckt und wollten wissen, ob mir etwas wehtun würde. Ich wollte sie nicht verängstigen, konnte aber auch nicht aufhören zu weinen.

Die Lagerleitung wusste nicht weiter und beschloss, es sei wohl das Beste, wenn ich mit einem der Elternpaare nach Hause führe. Und so raffte ich meine Siebensachen zusammen und schlich, ohne Adieu zu sagen, davon. Die Heimreise schien nicht enden zu wollen. Ich saß auf dem Rücksitz des Autos und weinte die ganze Fahrt still vor mich hin.

Meine Eltern waren über meine frühzeitige Rückkehr erstaunt, sagten aber nicht viel. Ich erinnere mich, wie ich in das frisch bezogene Bett schlüpfte, erschöpft, aber unendlich froh, wieder zu Hause zu sein. Durch die angelehnte Tür hörte ich Vater Mutter zuraunen: »Das Kind hat einen Nervenzusammenbruch erlitten.« Worauf sie entgegnete: »Was machen wir bloß mit ihr?«

Am nächsten Tag meldete ich mich von allen Pfadfinderämtern ab. So etwas sollte mir nie mehr passieren. Ich schämte mich zu Tode.

Woher diese Ängste kamen – diese Frage würde mich die nächsten Jahrzehnte beschäftigen. Aber nicht nur mich, sondern auch meine Eltern, meine Partner, meine Freunde und natürlich die Ärzte. Ich würde verschiedene Therapien machen, sinnvolle und fragwürdige, diverse Medikamente ausprobieren, Hilfe in der Esoterik suchen. Die Panik würde eines meiner Lebensthemen werden; ich würde an ihr fast verzweifeln, aber auch an ihr wachsen.

All dies wusste ich als Siebzehnjährige natürlich nicht, als ich aus Korsika zurückkam. Für mich war die furchtbare Angst, die ich erlitten hatte, ein zwar schlimmes, aber einmaliges Erlebnis. Ich hatte es fast schon wieder vergessen, als die Panik zurückkehrte. Eines Nachts legte sie sich zu mir ins Bett und umfasste mich mit eisernem Griff wie ein rabiater Liebhaber. Ich war aus tiefem Schlaf aufgeschreckt, binnen Sekunden hellwach und wusste: Es ist wieder so weit. Die Angst legte sich schwer auf meine Brust und raubte mir den Atem. Ich schwitzte und fror gleichzeitig und begann am ganzen Körper zu zittern. Ich wollte fliehen, meine Beine aber waren bleischwer, und ich fühlte mich schwach. Ich flehte die Panik an, sie möge mich verschonen. Aber sie hatte kein Mitleid. Sie nahm mich mit aller Macht, bis sie sich genug ausgetobt hatte, das Herzrasen, die Übelkeit und der Schwindel langsam verebbten.

Und dann war alles vorbei. Bis zum nächste Mal, meine Kleine!

Der Spuk hatte nicht länger als ein paar Minuten gedauert. Ich war verstört und fühlte mich, als hätte mich ein wildes Tier verschlungen und wieder ausgespuckt.

Von dieser Nacht an hatte ich eine neue Gefährtin. Sie begleitete mich ständig, und ich wusste nie, wann sie über mich herfallen würde. Manchmal hatte ich einige Tage und Nächte Ruhe, aber dann plötzlich, aus heiterem Himmel, war sie wieder da. So als wollte sie sagen: Keine Angst, ich habe dich nicht vergessen!

Wenn rosa Ponys tanzen

Zur Schule zu gehen, wurde immer schwieriger. Im Klassenzimmer hielt ich es fast nicht mehr aus. Immer öfter bat ich während der Schulstunden, schnell aufs Klo gehen zu dürfen. Nur raus aus diesem stickigen Raum! Raus aus dieser Enge! Und weg von mathematischen Formeln, chemischen Experimenten und von den Mitschülern, die sich hinter meinem Rücken über mein Verhalten die Mäuler zerrissen.

Was war der Auslöser dieser Attacken? Diese Frage plagte mich nonstop. Ich hatte schon lange aufgehört, Kaffee oder Cola zu trinken, nachdem ich eines Morgens nach einer Tasse Kaffee einen Angstanfall bekommen hatte. Es spielte auch keine Rolle, ob ich gut oder schlecht gelaunt, hungrig oder satt, müde oder wach war. Die Panik kam, wann immer es ihr passte. Und je mehr ich mich gegen sie wehrte, desto mehr beherrschte sie mich.

Der einzige Trost: Während einer Attacke war mir äußerlich nichts anzumerken. Das hatte mir meine Schulfreundin Petra versichert. Unter dem Siegel der Verschwiegenheit hatte ich ihr anvertraut, dass ich unter »komischen Anfällen« litt. Sie schwor, dass ihr nichts Spezielles an mir aufgefallen war, außer dass sie meine häufigen Klobesuche während des Unterrichts seltsam fand.

»Bist du sicher, dass man nichts merkt?«, wollte ich immer wieder von ihr wissen. Die Vorstellung, dass jemand etwas von meiner Panik mitbekam, war fast so schlimm wie die Panik selber.

»Du wirst bleich, und dein Kopf zittert ein bisschen, aber das merkt man nur, wenn man dich kennt«, tröstete mich Petra, während sie in der Mittagspause in ein riesiges Käsesandwich biss. »Bist du denn nicht hungrig?«, fragte sie mich. Ich stocherte seit einer Viertelstunde in meinem kleinen Salat herum. In den letzten drei Monaten hatte ich wegen meiner Appetitlosigkeit sieben Kilo abgenommen.

Aber ich konnte mich über meine schlanke Figur nicht freuen. Die Angst schnürte mir buchstäblich die Kehle zu. Prompt begannen die Kolleginnen vor dem Turnunterricht im Umkleideraum zu tuscheln, und Gerüchte, ich sei magersüchtig, machten die Runde.

»Lass sie doch schwatzen«, meinte Petra, »die sind doch alle nur neidisch auf deine tolle Figur.«

Wenn ich heute Fotos aus dieser Zeit ansehe, muss ich ihr recht geben. Optisch hatte ich die Form meines Lebens. Meine schlanken Glieder waren von Korsika noch leicht gebräunt, die Sonne hatte meine langen blonden Haare gebleicht, unzählige Sommersprossen gaben meinem Gesicht einen frechen Ausdruck. Ich sah aus wie das blühende Leben – aber innerlich starb ich fast täglich tausend Tode.

Ich musste meine Panik in den Griff bekommen. Immer stärker wurde auch die Angst, jemand könnte merken, dass mit mir etwas nicht stimmte. Ich wollte, so gut es jedenfalls ging, die Kontrolle über das Geschehen behalten. Ich begann das Gerücht zu streuen, ich würde unter einer »geheimnisvollen Krankheit« leiden. Eine solche Krankheit konnte vieles sein, aber niemand würde vermuten, dass ich unter massiven Ängsten litt. Alles war besser, als dass man aufgrund meiner Absenzen vermuten würde, ich hätte ein seelisches Problem.

Ich hatte durch Petra verbreiten lassen, dass ich regelmäßig Bluttests machen lassen müsste, und schon war ein neues Gerücht geboren, nämlich, dass ich unter Leukämie leiden würde.

Inspiriert dazu hatte mich das autobiografische Buch einer vierzehnjährigen Holländerin namens Audrey, die an Blutkrebs litt. Ich konnte mich voll und ganz mit meiner neuen Heldin identifizieren. Sie litt wie ich, nur dass sie einen »Vorteil« hatte: Ihre Krankheit hatte einen Namen. Dass Audrey nicht überlebt hatte, verdrängte ich. Ich war ja auch viele Male gestorben. Nur bekam ich keine Blumen, und niemand weinte um mich.

Auch bei meinen Lehrern hatte sich herumgesprochen, dass etwas mit mir nicht stimmte. Vom Turnunterricht war ich dispensiert, seit ich wie ein nasser Sack von den Ringen gefallen war. Ich hatte während einer Attacke einen Schwindelanfall und hatte die Ringe einfach losgelassen. Es war ein Sturz in zwei Meter Tiefe.

Meine Turnlehrerin, Fräulein Rothenhüsler, eine resolute Dame in den Fünfzigern, die mit »Fräulein« angesprochen werden wollte, erlitt einen Schock, als sie mich nach Luft schnappend auf dem Rücken liegen sah. Sobald ich wieder normal atmen konnte, erzählte ich ihr etwas von

Schwindel und Bauchweh. Von da an durfte ich die verhassten Turnstunden vom Rand des Sportfeldes aus verfolgen. Nach einer Stunde, in der ich meine Schulkameraden vergnügt beim Konditionstraining beobachtet hatte, nahm mich Fräulein Rothenhüsler zur Seite und sagte leise zu mir: »Ich hatte die gleichen Probleme wie du, als ich in der Pubertät war. Immer diese Menstruationsbeschwerden!«

Das gute Fräulein Rothenhüsler! Wenn sie wüsste, wie gerne ich Menstruationsbeschwerden in Kauf genommen hätte, wenn ich dafür meine Attacken losgeworden wäre. Als ein Schulkollege sich ein Bein brach, beneidete ich ihn heftig. Sein Leiden war wenigstens sichtbar.

Kurz darauf hatte ich eine neue Idee. Während ich zu Hause »krank« im Bett lag, begann ich, meinen Schulkolleginnen »Audienzen« zu gewähren. Meine Eltern wunderten sich zwar ein bisschen, dass ich plötzlich so viele Freundinnen hatte. Aber sie freuten sich für mich, und meine Mutter bewirtete alle mit Biskuits und Sirup. Ein schlechtes Gewissen plagte mich wegen meines Theaters nicht.

Damit man mir das »Kranksein« ansah, malte ich mit schwarzem Farbstift Ringe unter die Augen und legte den Fiebermesser, den ich vorher unter heißes Wasser gehalten hatte, auf den Nachttisch. Es brauchte einige Übung, ihn bei 38,5 Grad zu stoppen, zwei Thermometer waren bereits zu Bruch gegangen.

Und so hielt ich Hof, genoss die Aufmerksamkeit, die mir zuteil wurde. Habe ich schon erwähnt, dass mein Berufswunsch, neben dem Journalismus, die Schauspielerei war? Ich spielte meine Rolle, die ich im Gegensatz zu den Attacken im Griff hatte, recht glaubwürdig.

Einige Wochen später fragte mein besorgter Klassenlehrer, der inzwischen auch von meiner geheimnisvollen Krankheit Wind bekommen hatte, bei meinem Vater nach, was denn die Blutuntersuchungen ergeben hätten.

Mein ahnungsloser und sonst sehr sanftmütiger Vater fiel aus allen Wolken und flippte fast aus, als er von meinen Absenzen und meiner »geheimnisvollen Blutkrankheit« erfuhr. Erst als ich mir ein Herz fasste und ihm erzählte, was mich seit Monaten plagte, beruhigte er sich ein bisschen. Darauf beschlossen meine Eltern, Rat beim Hausarzt einzuholen.

Doktor Schüller kannte mich, seit ich ein Kleinkind war. Nach der Untersuchung attestierte er mir ein »labiles Vegetativum und eine gewisse Übersensibilität«. Ich musste sämtliche Symptome der Attacken schildern, von der Atemnot und der Übelkeit bis zur Panik. Er wusste keinen Rat. Ich vermutete, dass er mich insgeheim für ein hysterisches Huhn hielt. Er gab mir eine Papiertüte mit und erklärte, dass ich beim nächsten Anfall ganz ruhig in diese hineinatmen sollte. So könne eine allfällige Hyperventilation beendet werden.

Dummerweise hatte ich da etwas missverstanden. Während meiner nächsten Attacke atmete ich so schnell und oberflächlich in die Tüte, dass ich kollabierte – auf der Schultoilette. Und noch schlimmer war, dass mich eine Schulkollegin dort auf dem Boden liegend fand.

Zwar untermauerte dieser Vorfall meinen Nimbus als geheimnisvolle Kranke, aber ich hatte mir eine Blöße gegeben. Mein Körper hatte mich einmal mehr im Stich gelassen, und dafür hasste ich ihn.

Weil sich meine Beschwerden nicht besserten, kam Doktor Schüller auf die Idee, mir Valium zu verschreiben. Ich sollte jeden Morgen mit der Ovomaltine eine Tablette schlucken. Das war definitiv Neuland für mich. Außer der Schlaftablette auf Korsika und einem Antibiotikum hatte ich noch nie Medikamente eingenommen, die stärker waren als Aspirin.

Die Wirkung war durchschlagend. Wenige Minuten nach der Einnahme hatte ich das Gefühl, auf Watte zu gehen. Die Wände der Küche schienen aus Plastik und schwebten auf mich zu. Um mich herum tanzten rosa Ponys. Ich hatte vor ein paar Wochen nicht nur meinen ersten Rausch gehabt, sondern erlebte jetzt auch meinen ersten Trip. Vater war einmal mehr schockiert. Er rief den Arzt an und brüllte ins Telefon: »Das war das letzte Mal, dass Silvia bei Ihnen in der Praxis war!«

Mein Klassenlehrer beschloss, mich durch den schulpsychologischen Dienst begutachten zu lassen. Der Schulpsychologe, Herr Nugat, war nett, ein gebürtiger Franzose mit lustigem Akzent und ebensolchem Bärtchen. Er wollte viel über mich wissen. Ich gab freimütig Auskunft, vermied es aber tunlichst, über meine Attacken zu reden – ich fürchtete immer noch, dass mich jemand für verrückt halten könnte.

Die Abklärung bestand in erster Linie aus Gesprächen und psychologischen Tests. Vor allem Letztere machten mir Spaß: Monsieur Nugat ließ mich schwarze Flecken deuten, ich sah in den Tintenklecksen Raumschiffe, Eulen und Affen auf Bananenbäumen. Wir machten lustige Assoziationsspiele, und ich musste ihm sagen, was mir einfiel, wenn ich zum Beispiel an den Begriff »Wald« dachte. Ich raspelte siebenundzwanzig Assoziationen herunter, was ihm, so glaubte ich zumindest, gut gefiel: Sein Fazit lautete denn auch, noch nie einen Teenager mit einer so ausgeprägten Fantasie kennen gelernt zu haben. Meine geistige Gesundheit bezeichnete er als »normal«, abgesehen von einer leicht neurotischen Neigung. Leider fiel ihm auf Anhieb kein Beruf ein, in dem meine übergroße Fantasie gefragt wäre. Er empfahl mir jedoch, jeden Beruf zu meiden, der mit räumlicher Vorstellung zu tun habe. Da ich weder Architektin noch Bauzeichnerin werden wollte, machte mir das nichts aus. Ich sah mich in Zukunft als »Bravo«-Korrespondentin in Los Angeles, wo ich meine Lieblingsstars interviewen könnte. Natürlich ohne Angstattacken.

Die Wochen vergingen, die Panik blieb, schlummernd zwar, aber jederzeit bereit, wieder zuzuschlagen.

Durch die Empfehlung einer Freundin der Familie landete ich bei Doktor Georges. Es war Antipathie auf den ersten Blick. Als ich ihm meine Beschwerden schilderte, murmelte er nur »Hm, hm« und machte sich Notizen in ein kleines, blaues Büchlein.

»Fräulein Aeschbach«, meinte der Atemtherapeut am Ende der ersten Konsultation, »Sie atmen viel zu oberflächlich, das ist der Grund für Ihre Beschwerden.« Immerhin gab er mir keine Papiertüte mit, sondern empfahl, wenig überraschend, zur Atemtherapie zu ihm zu kommen. Meine Eltern waren bereit, für fünfzig Minuten richtiges Atmen wöchentlich hundertzwanzig Franken zu bezahlen. Was macht man nicht alles, wenn der Tochter das Wasser bis zum Hals steht.

Wurstbrot und Schokolade

Doktor Georges saß im weißen Kittel auf einem Holzstuhl. Ich ihm vis-à-vis – knapp einen Meter von ihm entfernt – auf einem unbequemen Holzhocker.

Ich ging zweimal wöchentlich zu ihm in die Praxis, um neue Atemtechniken zu erlernen, die mir helfen sollten, im Falle einer Angstattacke nicht zu hyperventilieren. Hyperventilieren ist eine Art des Überatmens. In mehr als neunzig Prozent der Fälle hat es psychische Ursachen. Es tritt vor allem in Verbindung mit intensiven Gefühlen wie Angst, Wut und Ärger auf. Überkam mich jeweils die Angst, atmete ich mit den Brustmuskeln statt mit dem Zwerchfell und dabei schneller und tiefer, als es für die Versorgung des Körpers mit Sauerstoff und den Abbau des Kohlendioxids nötig war. In der Folge wurde mir schwindelig, in meinen Fingern begann es zu kribbeln, und ich hatte das Gefühl, keine Luft mehr zu bekommen. Was meine Angst wiederum so verstärkte, dass ich panisch wurde.

Doktor Georges forderte mich auf, während der Übungen die Augen geschlossen zu halten, damit er mich auf eine »innere Atemreise« mitnehmen könne. Mir war nicht wohl dabei; erstens konnte ich mir unter einer »inneren

Atemreise« nichts vorstellen, und zweitens empfand ich es als Kontrollverlust, die Augen geschlossen zu halten. Doktor Georges' monotone Stimme und seine Vorgaben – wie »Du bist jetzt ganz ruhig und gelassen« oder »Dein Körper ist ganz schwer« – wirkten bloß ermüdend. Eines Morgens schlief ich während einer Übung wirklich ein und kippte in der Folge fast vom Stuhl. Ich kicherte nervös, hörte aber augenblicklich damit auf, als ich den strafenden Ausdruck in den Augen des Arztes sah. Wahrscheinlich hatte er das Gefühl, ich würde ihn und die gemeinsame Arbeit nicht ernst nehmen.

Prompt begann er denn auch, über meine »mangelnde Hingabe« zu dozieren und damit meinen Widerstand zu provozieren. Was hatte mein Einnicken mit »mangelnder Hingabe« zu tun? Diesen Ausdruck kannte ich nur aus den Romanen, die ich meiner großen Schwester von ihrem Nachttisch stahl. »Hingabe« und Doktor Georges passten für mich in etwa so zusammen wie Wurstbrot und Schokolade, wobei der Doktor natürlich das Wurstbrot war. Schokolade, die ich über alles liebte, assoziierte ich mit all den schönen Dingen, die ich mit dem Begriff Hingabe verband.

Hier sprach allerdings eher die Fantasie aus mir als die Erfahrung: Mit meinen knapp achtzehn Jahren hatte ich, außer ein paar ungeschickten Knutschereien, noch nicht viel erlebt. Aber ich hegte große Erwartungen in dieser Hinsicht. Und diese hatten definitiv nichts mit Doktor Georges zu tun. Doch ich wollte meine Eltern nicht enttäuschen, die große Hoffnungen in seine Behandlung gesetzt hatten, und so atmete ich weiter.

Zwanzig Atem-Stunden und zweitausendvierhundert Franken später konnte ich so entspannt atmen wie ein schlafendes Baby, hecheln wie ein Hund, und ich wusste alles über die richtige Bauchatmung. Gleichwohl plagten mich Angstanfälle. Wodurch ich mir immer weniger zutraute. Seit ich in der Migros in der Warteschlange an der Kasse einen Angstanfall erlitten hatte und davongestürmt war, ohne meine Waren einzupacken und zu bezahlen, mied ich größere Geschäfte. Auch Kinobesuche waren schwierig; wenn ich mich trotzdem dazu überwand, musste ich ganz außen in der Reihe am Gang sitzen, um einen möglichst kurzen Fluchtweg zu haben.

Noch immer wusste mein Umfeld, außer meiner Familie, den Ärzten und meiner besten Freundin, nichts von meiner »Störung«, wie Mutter meine Attacken inzwischen nannte. »Das geht niemanden etwas an«, pflegte sie zu sagen, »andere Familien haben andere Probleme.«

Dass ich nicht die Einzige mit Problemen in unserer Familie war, wurde mir klar, als ich in einer kalten Dezembernacht beim Gang zur Toilette meine Mutter schwer atmend am offenen Badezimmerfenster stehen sah. Ich erschrak zu Tode und schlich zurück in mein Zimmer. Als ich meinen Vater am nächsten Morgen darauf ansprach, sagte er nur: »Mami hat Herzrhythmusstörungen.«

Diese Störungen traten immer auf, wenn meine Mutter gestresst war. Uns Kindern wurde eingebläut, Mami nicht aufzuregen und immer brav zu sein.

Dass ich meiner Mutter mit meinen »Störungen« Sorgen bereitete oder dies vielleicht, noch schlimmer, der Auslöser ihrer Herzrhythmusstörungen war, machte mich gleichermaßen unglücklich, wie es mir Angst machte. Auf die Idee, dass meine Mutter und ich unter der gleichen »Störung«, nämlich einer Angstkrankheit, litten, kam niemand. Und es sollten noch lange Jahre vergehen, bis ich erfuhr, dass meine Panikattacken zu einem großen Teil genetisch bedingt waren.

Doktor Georges teilte meinen Eltern mit, ich sei »ein schwieriger Fall«, der einer intensiveren Behandlung bedürfe, und riet zu einem Atem-Workshop, den er selbst leiten werde und der am nächsten Wochenende stattfinde. Und, o Wunder, es war genau noch ein Platz frei in der Gruppe. Leider war mein Vater, obwohl selber Akademiker, obrigkeitsgläubig: Kaum war ein Weißkittel in Sicht, machte er vor lauter Ehrfurcht beinahe einen Bückling. Und so wurde in einer eilig einberufenen Familienkonferenz entschieden, dass der Wochenendausflug gestrichen war und ich stattdessen den zweitägigen Kurs besuchen würde.

Meine Schwester war stinksauer, sie hatte sich schon lange auf den Besuch des Basler Zoos gefreut. »Du hast doch nicht alle Tassen im Schrank«, zischte sie. Ich stimmte ihr innerlich zu.

Auf den ersten Blick erkannte ich, dass ich weitaus die Jüngste in unserer Atemgruppe war. Fünf mittelalterliche Frauen und zwei Männer im Greisenalter, so empfand ich es als Teenager, saßen in einem Kreis. Der Achte im Bund war Doktor Georges, den ich in lockerer Freizeitkleidung, gelbem Pullover und karierter Bundfaltenhose fast nicht erkannt hätte.

Nach einer kurzen Begrüßung musste sich jeder der Gruppe in kurzen Worten vorstellen. Neben mir saß Gabi.

Sie erzählte von ihrem Brustkrebs und davon, dass sie seit ihrer Operation das Gefühl hatte, beim Einschlafen keine Luft mehr zu bekommen. Renate konnte seit der Trennung von ihrem Ehemann »nicht mehr richtig durchatmen«. Die beiden Greise erzählten etwas von überstandenen Herzinfarkten und Rehabilitation, aber ich hörte schon gar nicht mehr zu, weil ich spürte, wie sich bei mir eine nächste Attacke zusammenbraute. Die untrüglichen Zeichen, ein Flattergefühl in der Magengegend, Herzklopfen und leichte Übelkeit, stellten sich ein.

Ich wollte mir auf keinen Fall etwas anmerken lassen, und so war meine Vorstellung ziemlich kurz. »Ich heiße Silvia und kann nicht richtig atmen.« Doktor Georges zwinkerte mir aufmunternd zu, und meine Panik verflog. Ich war fürs Erste gerettet.

Jedenfalls für die nächsten drei Minuten. Dann erklärte der Doktor die erste Übung: Jeder von uns sollte sich einen Partner suchen, den man so lange wie möglich anschauen würde, ohne mit der Wimper zu zucken. Um aufzuzeigen, wie er sich das vorstellte, wählte er mich aus, und so starrte ich für die nächsten langen Sekunden regungslos in seine schwarzen Knopfaugen.

Während die Gruppe uns zusah, bemerkte ich, dass sich mein nervöses Kopfzittern bemerkbar machte. Wie sehr hasste ich es, so im Zentrum der Aufmerksamkeit zu stehen! Doktor Georges bemerkte mein Zittern, tätschelte meinen Oberarm und sagte: »Lass es zu, lass es zu!« Diese Aufforderung irritierte mich so stark, dass meine aufsteigende Panik versandete. Was genau sollte ich zulassen?

Bei der nächsten Übung mussten wir uns alle auf die Gummimatten am Boden legen und einem gemeinsamen Atemrhythmus folgen, den Doktor Georges vorgab. Zuerst langsam und dann immer schneller, bis wir alle hechelten. Plötzlich begann Renate zu schluchzen, zuerst leise, dann immer lauter. Mir war unwohl – würde mir das auch passieren?

Der Doktor erklärte der Gruppe, dass solche Gefühlsausbrüche bei Atemübungen immer vorkommen könnten, denn das Atmen öffne Ventile. Bei Renate waren inzwischen alle Dämme gebrochen: Sie stieß laute Schreie aus, als würde sie bei lebendigem Leib gehäutet. Während sich die anderen um die verzweifelte Renate kümmerten, merkte ich, wie ich mich innerlich distanzierte. Was machte ich überhaupt hier? Ich hatte mit diesen Menschen nichts zu tun. Öffentliche Gefühlsäußerungen hatte ich schon immer gehasst. Mein Motto war: Nur nicht auffallen! Und so hielt ich es auch an diesem Wochenende: Ich machte zwar alle Übungen mit, aber innerlich war ich weit weg vom Geschehen.

Die wöchentliche Atemtherapie fand dann ein abruptes Ende. Eines Morgens, bevor ich, Doktor Georges vis-à-vis, eine weitere Atemreise antreten sollte, öffnete ich kurz die Augen und sah, wie er, nur wenige Zentimeter von mir entfernt, seine Lippen spitzte und zu einem Kuss ansetzen wollte. Seine schwarzen Vogelaugen schauten mich verzückt an. Ich bekam eine Panikattacke und floh aus der Praxis. Diesmal war die Panik wenigstens berechtigt.

Als ich meiner Mutter von Doktor Georges' Avancen erzählte, meinte sie lediglich: »Er ist halt auch nur ein Mann, und du bist eine schöne junge Frau. Am besten schreibst du ihm einen Brief und sagst ihm, dass er dich nicht so anschauen soll.«

Zum Glück war mein Vater anderer Meinung. »Silvia geht nicht mehr zu diesem Halunken«, polterte er. Halunke war sein Lieblingswort, um einen Nichtsnutz zu beschreiben.

Doch bald würde sich mein Vater erneut aufregen; ich hatte mich verliebt, und natürlich vermochte mein Auserwählter seinen hohen Ansprüchen nicht zu genügen.

Auftritt des Dichterfürsten

Alex trat in mein Leben, und die Panikattacken lösten sich in Luft auf. Einfach so, von einem Tag auf den anderen, hatte die Angst der ersten Verliebtheit Platz gemacht. Ich war jetzt achtzehn, und Herzklopfen hatte ich nur noch, wenn ich *ihm* draußen auf dem Flur begegnete, wenn wir die Klassenzimmer wechselten. Mein Magen krampfte sich nicht mehr aus Angst zusammen, sondern weil Alex mir zulächelte. Und mein Atem stockte nicht mehr, weil ich hyperventilierte, sondern weil ich so glücklich war, wenn ich Alex sah.

Er war sehr groß und hatte eine schlaksige Figur. Sein Haar war schwarz, halblang und lockig. Mit seiner Nickelbrille wirkte er wie eine Romanfigur aus der Zeit der Jahrhundertwende: Heathcliff aus »Wuthering Heights« trifft auf Mister Darcy aus »Pride and Prejudice«. Ein leicht gequälter Gesichtsausdruck gab ihm eine romantische Aura. Ich nannte ihn im Geheimen nur den »Dichterfürsten«. Wir sprachen nie miteinander, aber seine Blicke entfachten meine geheimsten Fantasien.

Was Jungs betraf, hatte ich das altersübliche Programm hinter mir: Mit zwölf auf Schulpartys die ersten Flaschenspiele, mit dreizehn die ersten Partys, an denen eng getanzt wurde, und den ersten »Freund«: Sandro war einen halben Kopf kleiner als ich, und unsere Lieblingsbeschäftigung war, zusammen ins Kino zu gehen. Während »Auch die Engel essen Bohnen« über die Leinwand flimmerte, küssten wir uns mit spitzen Lippen, und ich musste mich bemühen, nicht loszukichern, denn Sandro roch unheimlich stark nach Nivea.

Im Warenhaus hatte ich für drei Franken silberfarbene Freundschaftsringe mit eingestanzten roten Herzen gekauft. Ein schlechtes Omen, wenn das Mädchen seinen ersten Freundschaftsring selbst bezahlen muss. In der Tat: Eine Schwäche für Männer mit wenig Geld machte sich bei mir schon früh bemerkbar. Und leider endete auch die Geschichte mit Sandro nicht gut: Nach einem Streit warf er mir seinen Ring nach und nannte mich »eine dumme Gans«.

Ich war einen Tag lang traurig, denn ich war gern mit Sandro ins Kino gegangen, doch dann tröstete ich mich mit Marcel. Verliebt war ich nie, aber die Aufmerksamkeit, die ich bei gleichaltrigen Jungs erregte, gefiel mir. Ich war jetzt nicht mehr der gute Kumpel, mit dem man Streiche ausheckte und Lehrer ärgerte, sondern eine junge Frau, die (unbeholfene) Komplimente für ihre Haare oder ihre Figur bekam.

Ich hatte früh Formen bekommen: 90–60–90 lauteten meine Maße – heute würde ich dafür meine rechte Hand geben. Meine Kolleginnen, wir hatten uns im Handarbeitsunterricht in der Schule gegenseitig ausgemessen, nannten mich nur noch »Marilyn«, ein Vergleich, der mir schmeichelte, mich aber auch verunsicherte, denn mit einer Sexbombe wollte ich eigentlich nichts gemein haben.

Ich fühlte mich wie im Niemandsland: Mein Körper war der einer erwachsenen Frau, seelisch aber fühlte ich mich oft noch wie ein Kind. Ich spürte instinktiv, dass ich mit meinem Aussehen Macht über andere hatte: Die Jungs standen auf mich, einige Mädchen waren deshalb neidisch.

Eines Tages schickten mir ein paar Pfadfinderkollegen eine Postkarte aus den Ferien: »Mit all den Latten deinetwegen könnte man einen ganzen Gartenzaun bauen«, stand geschrieben. Ich hatte keine Ahnung, was das bedeutete, und fragte meinen Vater. Der bekam einen Tobsuchtsanfall und verbot mir den Umgang mit diesen Schreiberlingen. Auch sonst reagierte er ziemlich extrem, wenn es ums Thema Jungs ging. Eines Abends stand ich mit Marcel vor unserem Haus, und wir knutschten ein bisschen rum. Mein Vater sah uns vom Fenster des Badezimmers aus und brüllte: »Lass meine Tochter in Ruhe, sonst zeige ich dich bei der Polizei an!«

Eine völlig übertriebene Reaktion, aber mein Vater konnte ja nicht wissen, dass bei mir außer Küssen gar nichts lief. Einem Jungen, der es gewagt hatte, beim Schlittschuhlaufen meinen Busen zu berühren, hatte ich eine runtergehauen. Und während meine Kolleginnen sich Geschichten über ihr erstes Mal erzählten, konnte ich nur schon die Vorstellung, dass mich jemand an intimen Stellen berührte, nicht ertragen.

Nun aber zurück zu Alex: Ich war so absorbiert von meinen Gefühlen für ihn, dass nichts anderes mehr in meinem Leben Platz hatte. Meine Noten in der Schule verschlechterten sich zunehmend, und die Versetzung in die nächste Klasse war gefährdet. Mein Vater wurde aufs Rektorat zitiert, wo ihm vorgeschlagen wurde, mich für ein halbes Jahr aus der Klasse zu nehmen und an eine Privatschule zu schicken. Falls sich meine Leistungen verbessern würden, dürfte ich wieder zurückkommen.

Was für ein Schock! Raus aus der Schule hieß für mich vor allem, Alex nicht mehr zu sehen. Ich bettelte meinen Vater an, mich in meiner Klasse zu lassen. Ich würde mich anstrengen und nur noch gute Noten nach Hause bringen – es nützte alles nichts: Ich musste die Mittelschule verlassen.

Die Privatschule fand ich noch langweiliger als die alte Schule. Nachdem mir Vater aber mitgeteilt hatte, dass dieses Abenteuer rund zehntausend Franken kostete – eine enorme Summe für unsere Familie –, strengte ich mich an. Einmal mehr hatte ich ein schlechtes Gewissen, weil meine Familie wegen mir auf etwas verzichten musste. Dieses Mal auf die Sommerferien am Meer. Statt Mallorca stand Wandern auf der Bettmeralp auf dem Programm.

Doktor Schuh, der Leiter meiner neuen Schule, kümmerte sich um alle Schüler persönlich. Jede Woche bestellte er uns zum »Gespräch unter vier Augen«, um unsere Leistungen und allfällige Probleme zu analysieren. Er war ein freundlicher Mann um die vierzig, mit grauem Haar, buschigen Brauen und dunklen Augen. Dank seiner verständnisvollen Art fasste ich schnell Vertrauen zu ihm. Bald erzählte ich ihm auch Persönliches. Nichts über meine Panikattacken, die mich seit meinem Schulwechsel immer wieder mal plagten, aber von Alex, den ich wochenlang nicht mehr gesehen hatte und den ich enorm vermisste. Doktor Schuh hörte mir aufmerksam zu und schlug vor, ich solle Alex einen Brief schreiben und ihn zu einem Kaffee einladen: »Bei so einem schönen Mädchen wird er nicht ablehnen«, war er sich sicher. So setzten wir gemeinsam einen kurzen Brief auf. Aus heutiger Sicht kann ich mich über meine damalige Naivität nur wundern, doch damals erschien mir der Rektor als Retter in der Not.

Einige Tage später rief ich während einer Pause zu Hause an, da sagte meine Schwester: »Irgend so ein romantischer Idiot hat dir einen Brief geschickt – mit einer selbst gezeichneten roten Rose auf dem Umschlag.«

Unverzüglich klopfte ich an die Tür von Doktor Schuhs Büro. Ich wollte ihm von dem Brief erzählen und ihm danken, dass er mich zu meinem ermutigt hatte. Ich weiß noch genau, was ich an diesem Tag trug: einen beigen, breit gerippten Manchester-Rock und eine beige, hochgeknöpfte Baumwollbluse mit Rüschen.

»Alex hat mir geschrieben«, berichtete ich freudig, als ich vor ihm stand. Doktor Schuh schaute mich nur seltsam an und sagte nichts. Plötzlich riss er mich in seine Arme und begann mich wild zu küssen. »Wehr dich nicht«, flüsterte er mir ins Ohr. Ich versuchte, mich aus seinen Armen zu befreien, da griff er nach meinem Busen und zerriss mir die Bluse. Ein paar Knöpfe fielen zu Boden.

In diesem Moment erstarrten wir beide. Er ließ mich los, und ich flüchtete auf die Toilette, wo ich mit zitternden Händen versuchte, meine Kleidung zu ordnen. Unter dem Vorwand plötzlicher Übelkeit entschuldigte ich mich hastig bei meiner Klassenlehrerin und nahm den nächsten

Zug nach Hause. Ich weinte auf der ganzen Fahrt, beschloss aber, niemandem von dem Vorfall zu erzählen. Am nächsten Tag ging ich in die Schule, als wäre nichts gewesen. Doktor Schuh tat das Gleiche.

In seinem Brief hatte Alex ein Date vorgeschlagen. Er wollte mich in einem Café treffen. Nach meinem Erlebnis mit Doktor Schuh war ich immer noch verstört. Normalerweise hätte ich mir stundenlang den Kopf darüber zerbrochen, was ich zu unserer Verabredung anziehen sollte, aber an besagtem Mittwochnachmittag versteckte ich mich unter einem übergroßen Wollpullover meines Vaters, obwohl draußen sommerliche Temperaturen herrschten.

Das Treffen mit Alex verlief denn auch ziemlich verkrampft. Ich trank aus lauter Angst, dass er das Zittern meiner Hände bemerken könnte, keinen einzigen Schluck von meiner Cola. Viel zu sagen hatten wir uns auch nicht. Ich war todunglücklich über mich, das Treffen und überhaupt. Ich war sicher, dass mit mir etwas nicht stimmte, sonst wäre Doktor Schuh nicht so mit mir umgegangen. Und Alex hatte dies sicher auch schon gemerkt.

Wenig später schrieb mir Alex einen weiteren Brief: Er finde mich »echt nett«, aber leider habe er bereits eine Freundin und »ein schlechtes Gewissen«, wenn er sich mit einem anderen Mädchen treffe. So traurig ich war: Ich konnte es ihm nicht verdenken. Welcher Junge wollte sich schon mit einem »Psycho« abgeben?

Tanz der Hormone

Vor kurzem war ich mit Hanspeter, meinem heutigen Mann (wie ich ihn kennen lernte, werde ich später noch erzählen), in unserer Stammpizzeria. Und wer saß mir schräg gegenüber? Alex! Ich erkannte ihn auf den ersten Blick; er glich immer noch einem Dichterfürsten, allerdings einem gealterten. Sein Haar war jetzt grau und lichter. Aber eine Nickelbrille trug er immer noch.

Er erkannte mich leider nicht. Was ich ihm kaum übel nehmen konnte. Schließlich waren seit unserem Date über dreißig Jahre vergangen. Allerdings wäre ein Blick schon angebracht gewesen, schließlich war ich dieses Mal ziemlich flott gekleidet.

Warum stand ich nicht einfach auf, ging zu ihm rüber und sagte locker: »Hallo Alex, erinnerst du dich an mich?«

Ich weiß es bis heute nicht. Zumal ich mich nicht zu schämen brauche. Ich habe mich gut gehalten, habe mehr Haare auf dem Kopf als er, und meine Brille dient einzig zum Lesen. Außerdem bin ich beruflich erfolgreich, und das Wichtigste: Ich saß hier mit meinem wundervollen Mann. Der beobachtete mich aufmerksam: »Wirst du krank?«, fragte er besorgt. »Du hast ganz rote Wangen.«

»Nein, nein«, entgegnete ich und nestelte nervös an meinem Seidenschal herum, »nur eine meiner üblichen Hitzewallungen.«

Was folgte, war keine weitere Panikattacke, sondern eine simple Wallung als Wechseljahrsbeschwerde, die durch das unerwartete Wiedersehen mit Alex befeuert wurde. Für einen Moment fühlte ich mich wieder wie ein liebeskranker Teenie.

Du spinnst, schalt ich mich, deine Hormone spielen verrückt! Hier saß ich also, eine Mischung aus pubertierendem Mädchen und einer von Wechseljahren geplagten Frau, und ertappte mich dabei, wie ich immer wieder zum Nebentisch hinüberschielte. Als Alex bezahlte und kurz darauf ging, war ich einerseits erleichtert, aber auch fast ein bisschen enttäuscht, dass ich es nicht gewagt hatte, ihn anzusprechen.

Zu Hause googelte ich seinen Namen und erfuhr, dass er als Arzt und Homöopath arbeitete. Ironie des Schicksals: Es war auch ein Homöopath, der bei mir als Erster die Diagnose »Panikattacke« gestellt hatte. Doktor Sigg war eigentlich der Arzt meines Vaters. Ich habe mich immer gewundert, warum mein wissenschaftsgläubiger Papa zu einem Homöopathen ging. Mein Vater, der keinen Ausflug, keine Ferien ohne seinen Medikamentenkoffer machte und der für jedes noch so kleine Wehwehchen die passende Tablette hatte.

Es war ein heißer Augusttag, als ich zum ersten Mal die Praxis von Doktor Sigg betrat. Ich kam in den abgedunkelten Raum, der leicht nach Desinfektionsmittel roch. Als sich meine Augen an das Dämmerlicht gewöhnt hatten, erblickte ich als Erstes ein Skelett. Das fängt ja heiter an, dachte ich mir und versuchte, meine schweißnassen Hände notdürftig mit einem Taschentuch zu trocknen.

Doktor Sigg war sehr alt, jedenfalls für meine Zeitrechnung. Aber er hatte ein freundliches Lächeln, und seine blauen Augen erinnerten mich an die meines Großvaters, den ich allerdings nur von alten Fotos her kannte.

Ich fasste augenblicklich Vertrauen zu ihm. Als er mich mit sanfter Stimme fragte, warum ich zu ihm komme, brach alles aus mir heraus. Während ich ihm meine Symptome schilderte, begann ich zu weinen.

Er ließ mich reden, stand nur einmal auf, um mir ein Glas eiskaltes Wasser und ein paar Taschentücher zu reichen. Als ich mich etwas beruhigt hatte, öffnete er eine Schublade seines alten Schreibtisches und nahm eine gefaltete Zeitungsseite heraus. Er legte sie vor mich hin und sagte: »Fräulein Aeschbach, Ihre Krankheit hat einen Namen, sie heißt Panic Disorder oder, auf Deutsch, Panikattacken. Die NZZ hat kürzlich einen Artikel über eine amerikanische Studie veröffentlicht, die dieses Phänomen untersucht. Lesen Sie das!«

Ich las und war dankbar. Meine Todesangst, meine massiven körperlichen Beschwerden hatten einen Namen! Und ich war nicht die Einzige, die darunter litt.

Zum ersten Mal fühlte ich mich in meiner Not verstanden. Die Panik war nicht Ausdruck einer Geisteskrankheit, wie ich immer befürchtet hatte, sondern das Resultat meines überbordenden vegetativen Nervensystems und einer Übersensibilität aufgrund seelischer Überforderung. Und vielleicht war auch eine genetische Prägung mitschuldig.

Verschlimmert hatte sich die Situation durch meine Angst vor der Angst. Wie ein Seismograf reagierte ich auf die leiseste Veränderung meines Körpers. Immer war ich auf der Hut vor einer neuen Attacke. Dank meiner steten Befürchtungen entwickelte sich ein leichtes Herzklopfen schnell zu gefährlichem Herzrasen, das Unwohlsein zu einer schlimmen Übelkeit, und aus lauter Angst begann ich oberflächlich zu atmen und rutschte so in eine Hyperventilation, mit dem Ergebnis, dass mir die Luft wegblieb. Am Ende dieses Teufelskreises, der durch mein körpereigenes Adrenalin angetrieben wurde, stand die Todesangst.

Warum gerade ich auf erhöhten Stress mit Panikattacken reagierte, konnte mir Doktor Sigg allerdings auch nicht sagen. Ebenso wenig, wie man die Beschwerden behandeln könnte. Das einzige zurzeit bekannte Medikament gegen Panikattacken, so Sigg, seien Beruhigungsmittel, sogenannte Benzodiazepine, die zwar schnell wirken würden, aber auch abhängig machen könnten.

»Viele Ärzte haben keine Ahnung, was eine Panikattacke ist«, sagte Doktor Sigg. »Für sie sind Patienten, die darunter leiden, oft nur Hypochonder.« Dann schaute er mich ernst an und sagte: »Sie haben das Unglück, unter einer Krankheit zu leiden, über die man heute noch sehr wenig weiß. Aber ich garantiere Ihnen, Sie sterben nicht daran, auch wenn es sich jedes Mal so anfühlt. Und ich kann Ihnen homöopathische Medikamente verschreiben, die eine beruhigende Wirkung auf Ihr Nervensystem haben.«

So verließ ich die Praxis mit kleinen Schachteln, in denen sich weißes Pulver und Kügelchen befanden, die ich von da an täglich einnahm.

Das neue Wissen erleichterte mir das Leben. Aber die Frage »Warum ich?« blieb. Ich besuchte Doktor Sigg in den nächsten Monaten noch einige Male, und immer umgab mich ein Gefühl von Geborgenheit, wenn ich seine Praxis betrat.

Eines Tages lag ein Brief mit Trauerrand im Briefkasten meiner Eltern: Doktor Sigg war gestorben. Der Verlust traf mich hart.

Top Ten meiner Panikhilfen

1 *Massagen: Mich beruhigt es, von fremden Händen durchgeknetet zu werden.*

2 *Akupunktur: Die richtige Nadel am richtigen Ort kann helfen.*

3 *Bewegung: Wenn die Nerven flattern, hilft ein zünftiger Spaziergang an der frischen Luft.*

4 *Ausharren: Ist die Panik da, versuche ich nicht, sie zu überspielen, sondern übe mich in Bauchatmung.*

5 *Ablenkung: Werde ich im Flugzeug oder in öffentlichen Verkehrsmitteln panisch, stelle ich mir vor, an welchen Ängsten die Leute um mich herum wohl leiden.*

6 *Homöopathie: Arnika hilft mir, wenn mich die Panik befällt.*

7 *Tai-Chi: Entspannung und Training fürs richtige Atmen.*

8 *Spiritualität: Ich lernte immer wieder medial veranlagte Menschen kennen, die mich unterstützten. Meine Erfahrungen mit ihnen waren oft gut und hilfreich.*

9 *Zeit: Stress begünstigt Panikattacken. Also nehme ich mir Zeit und gehe alles etwas gemächlicher an.*

10 *Sex: Der einzige beglückende Kontrollverlust.*

Nie mehr Riz Casimir

Kaum hatte ich vom väterlichen Hausarzt Abschied genommen, erreichte mich die nächste Hiobsbotschaft: Peter, der junge Assistent meines Vaters, der mir auch Nachhilfestunden gab, war an Krebs erkrankt. Unser Altersunterschied betrug gerade mal neun Jahre, er war für mich wie ein älterer Bruder. »Du bist mein Mathegenie«, lachte er jeweils, wenn ich auch nach minutenlangem Überlegen keine richtige Lösung fand.

Nie kritisierte er mich oder machte sich auf meine Kosten lustig, obwohl es ein Einfaches gewesen wäre, denn in den naturwissenschaftlichen Fächern war ich wirklich ein hoffnungsloser Fall. Zum Glück war Mathematik für meine Ausbildung als Kindergärtnerin, die ich eben begonnen hatte, nicht wirklich wichtig.

Ich zeigte Peter meine Gedichte und Aufsätze, und er ermutigte mich: »Du wirst einmal eine tolle Journalistin!« Das freute mich, denn Journalistin wollte ich immer noch werden. Aber ich hatte dem Wunsch meiner Eltern, »etwas Seriöses« zu lernen, nachgegeben. Der Albtraum meines Vaters war es nämlich, dass ich als Boulevard-Journalistin enden würde. Fünfundzwanzig Jahre später war genau dies der Fall: Ich saß in der Chefredaktion der größten Boulevard-Zeitung der Schweiz. Zum Glück musste er das nicht mehr erleben. Meine Mutter sagte jeweils einfach: »Du hast viel zu schwache Nerven, um als Journalistin zu arbeiten.« Ich konnte ihr nicht widersprechen; meine Panikattacken waren der Beweis.

Immer am ersten Donnerstag des Monats kam Peter zu uns zum Nachtessen und aß genussvoll den Riz Casimir meiner Mutter mit dem leicht verklumpten Uncle-Ben's-Reis, der Tüten-Currysauce und den Büchsen-Pfirsichen, als handle es sich um ein Gourmetmenü. Peter war ein dankbarer Esser. Selbst wenn die Bananenhälften leicht angekohlt waren – meine Mutter war eine patente Frau, aber Kochen gehörte nicht zu ihren Stärken –, lobte er ihre Kochkünste: »Das ist der beste Riz Casimir, den ich je gegessen habe!«, sagte er jedes Mal und strahlte dabei über das ganze Gesicht.

Als er an einem Monatsanfang nicht zum Essen kam, dachten wir uns nichts dabei, denn Peter hatte eine neue Freundin, und wir waren überzeugt, dass er lieber mit ihr zusammen war. Doch auch im folgenden Monat erschien er nicht. Eines Abends kam dann Vater nach Hause, das Gesicht aschgrau: »Peter ist schwer krank. Er hat Krebs und wird sehr wahrscheinlich daran sterben«, sagte er mit brüchiger Stimme.

Ich konnte es nicht fassen. Der liebe, hilfsbereite und fröhliche Peter! Warum traf es ihn? Er war doch erst siebenundzwanzig Jahre jung, hatte weder geraucht noch getrunken, und das einzige Ungesunde, das er je gegessen hatte, war wohl der Riz Casimir meiner Mutter gewesen.

Er wurde an einem trüben Novembertag beerdigt.

Vater trug seinen besten, den dunkelblauen Anzug. Mutter ihr Sonntagskleid, und für einmal beschwerte sich niemand, dass ich Blue Jeans trug. Wie dieser traurige Tag vorüberging, weiß ich nicht mehr. Das Einzige, was mir in Erinnerung blieb, ist, dass ich Vater zum ersten Mal weinen sah. »Peter war für ihn wie ein Sohn«, sagte Mutter, als sie meinen entsetzten Blick sah. Und ich erinnere mich natürlich an die Angst, die mich schüttelte, während ich Peter als letzten Gruß eine weiße Rose ins offene Grab warf.

In den folgenden Monaten steigerten sich meine Ängste ins Unermessliche. Immer mehr quälte mich nun auch die Furcht, dass ich Menschen, die ich liebte, verlieren könnte. Wenn Peter quasi von einem Moment zum anderen nicht mehr da war, konnte das Gleiche auch mit meinen Eltern passieren.

Das Leben war eine unsichere, ja, ungerechte Angelegenheit. In jeder Sekunde konnte sich alles ändern. Ich begann den Tod zu hassen; er war sinnlos und brachte nur Leid. Ich fing an zu überlegen, was nach diesem Nichts wohl kommen würde. War da überhaupt etwas? Ich verschlang Bücher von Elisabeth Kübler-Ross, fand jedoch nur bedingt Trost. Natürlich waren die Nahtoderlebnisse, die sie beschrieb, eindrücklich. Aber waren sie nicht bloß das Ergebnis chemischer Reaktionen im Gehirn?

Gerne hätte ich mit jemandem über meine Befürchtungen und Vermutungen gesprochen, doch ich wagte es nicht, meine streng katholischen Eltern darauf anzusprechen, denn ich wusste genau, was sie sagen würden. Für sie beide war klar, dass wir nach dem Tod zu Gott gehen würden. Aber wer war dieser Gott überhaupt? Der Bilderbuchvater, zu dem meine Eltern in der Kirche immer beteten? Er war jedenfalls für meine Mutter kein Quell der Freude, denn während der Messe weinte sie immer still vor sich hin. Ich fand das schrecklich und verweigerte als Teenager den Messebesuch, was mir meine Eltern übel nahmen. Aber ich wollte nicht in dieses Gotteshaus, das meine Mutter so unglücklich machte. Sie versuchten es mit Strenge und Versprechungen, doch ich weigerte mich.

Was ich ihnen nicht sagte, war, dass mir schwindlig wurde, sobald ich auf den harten Holzbänken knien musste. Als dann auch noch ein junges Mädchen während der Messe ohnmächtig wurde, war ich überzeugt, die Nächste zu sein. Auf dem Weg zur Kommunion schwankte der Boden wie auf einem Schiff, und ich fühlte mich total haltlos. Ich sah mich schon auf dem Boden liegen, inmitten von starrenden Gläubigen. Was für eine fürchterliche Vorstellung. Meine Fantasien liefen auf Hochtouren. Erst viel später begriff ich, dass meine Angst vor dem Tod auch eine Angst vor dem Leben war.

Meine Agoraphobie nahm zu. Ich hatte Mühe, große Plätze zu überqueren, und Angst, nicht schnell genug einen ruhigen und sicheren Ort zu finden, sollte mich eine Attacke packen oder ich – wie peinlich – ohnmächtig werden.

Der Schulbesuch in Zürich wurde einmal mehr zum Problem. Dieses Mal nicht wegen eines Lehrers, der seine Grenzen überschritt, sondern weil es mir fast unmöglich wurde, Zug zu fahren. Die Fahrt von Winterthur nach Zürich dauerte gerade mal fünfundzwanzig Minuten – aber es gab keine Fluchtmöglichkeiten! Ein Drittel der Schulzeit fehlte ich deshalb wegen »Krankheit«. Aber auch ein normaler Stadtbummel oder Einkaufen wurde immer schwieriger. Ich wagte mich bald nur noch in Begleitung meiner Mutter aus dem Haus, und selbst diese »behüteten Ausflüge« fielen mir immer schwerer. Kaum unterwegs, wurde mir schwindlig, und ich war unfähig weiterzugehen.

Meine Eltern suchten einen neuen Arzt für mich. Er verschrieb mir Beruhigungstabletten, und so schaffte ich es, den Anschluss in der Schule nicht ganz zu verlieren. Um den versäumten Unterricht nachzuholen, lernte ich fleißig zu Hause und erhielt dadurch Bestnoten. An der Diplomfeier, die drei Jahre später stattfand, beschwerte sich eine Schulkameradin: »Du hast am meisten gefehlt, aber den besten Abschluss gemacht.«

Was sie nicht wissen konnte: Der Preis für meine guten Noten war hoch. Während meine Kollegen ausgingen, feierten und das Leben genossen, versteckte ich mich zu Hause vor dem Leben.

Top Ten
der Phobien, die eine Panikattacke auslösen können

1 *Soziale Phobie: Die Angst sich vor anderen zu exponieren und im Mittelpunkt zu stehen.*

2 *Klaustrophobie: Angst vor engen Räumen; Fahrstühle, überfüllte Kinosäle, ja sogar Büros werden zur Hölle.*

3 *Agoraphobie: Ist meist weit mehr als die Angst vor großen Plätzen – es ist die Furcht davor, fremd und allein zu sein und niemanden um sich zu haben.*

4 *Akrophobie: Angst vor Höhe; Betroffene leiden auf Türmen, Bergen und Leitern.*

5 *Trypanophobie: Angst vor Spritzen; eine einfache Blutabnahme wird zur Tortur. Verwandt: Vaccinophobie, Angst vor dem Impfen.*

6 *Hämatophobie: Betroffene können kein Blut sehen; bei dessen Anblick fallen sie häufig in Ohnmacht.*

7 *Canophobie: Angst vor Hunden, die wie viele Tier-Phobien oft auf ein Trauma zurückgeht.*

8 *Erythrophobie: Angst vor dem Erröten; Sprechen vor Publikum wird zur Qual, Widerspruch fällt schwer.*

9 *Arachnophobie: Angst vor Spinnen.*

10 *Dentophobie: Angst vor dem Zahnarzt; führt oft dazu, dass Betroffene eine Behandlung jahrelang vermeiden.*

Hüften wie ein Brauereipferd

»Dieses Praliné hat achtzig Kalorien, genauso viele wie ein Apfel«, belehrte uns Karin und zeigte mit spitzen Fingern auf ein »Truffe du jour«, das Antonia zu ihrem Brötchen verspeisen wollte. Antonia lief rot an, warf das Corpus Delicti in den Papierkorb und murmelte: »Ich mag sowieso keine dunkle Schokolade.« Karin lachte spöttisch und warf sich vor uns angehenden Kindergärtnerinnen in Pose: Sie hatte in den letzten paar Monaten durch eine strenge Diät zehn Kilo abgenommen und hielt sich seither für die perfekte Ernährungsberaterin. »Schokolade ist Gift, pures Fett, ich habe seit einem Jahr keine mehr gegessen«, dozierte sie und strich sich über ihren nicht vorhandenen Bauch. Karin sah in der Tat gut aus in ihrer verblichenen Jeans, die ihr jetzt lose auf den Hüften saß. Den Blicken der etwas molligeren Mädchen war nicht zu entnehmen, ob sie Karins Figur bewunderten oder bedauerten, dass das »Truffe du jour« im Papierkorb verschwunden war.

Mich interessierte Karins Auftritt nicht im Geringsten, hatte ich doch schon seit längerer Zeit meine eigene, erfolgreiche Ernährungsmethode. Jede Kalorie, die ich zu mir nahm, schrieb ich in ein kleines blaues Schulheft. Ich war überzeugt: Wenn ich mein Essverhalten und mein Gewicht unter Kontrolle halten konnte, dann würde mir das auch mit meinen Panikattacken gelingen.

Ich hatte die Kalorienzahl von Hunderten von Lebensmitteln und Getränken auswendig gelernt. Eine mittelgroße Banane? Achtzig Kalorien. Eine Scheibe Knäckebrot? Dreiundzwanzig Kalorien. Hundert Gramm mageres Rindfleisch? Hundertachtzig Kalorien. Ein Riegel Schokolade (den es genau ein Mal pro Woche gab)? Neunzig Kalorien. Ich erlaubte mir tausend Kalorien pro Tag. Hatte ich einmal über die Stränge geschlagen, was selten genug vorkam, bestrafte ich mich mit einem Hungertag. So nahm ich rasant ab.

Natürlich blieb mein Gewichtsverlust meinem Umfeld nicht verborgen. Meine Eltern wollten mich in ihrer überbesorgten Art natürlich sofort zum nächsten Arzt schicken, aber ich weigerte mich standhaft. Dass ich zu den Dünnen gehörte, wurde mir erst klar, als mir eines der beiden magersüchtigen Mädchen in der Klasse im Turnunterricht zuflüsterte: »Willkommen in Klub!« Ich starrte sie verständnislos an. Wie kam sie zu dieser Aussage?

Wenn ich in den Spiegel schaute, sah ich ein fettes Mädchen mit Armen wie eine Bäuerin, Beinen wie Würste und Hüften wie ein Brauereipferd. Seit ich in die Pubertät gekommen war, neckte mich Vater: »Leider hast du nicht die schönen, schlanken Beine deiner Mutter geerbt, sondern die Stampfer deiner Tante.« An diesen Satz erinnerte ich mich immer wieder, wenn ich nachts mit Hunger erwachte. Aber die Hungergefühle waren nichts im Vergleich zu einer Panikattacke. Und je mehr ich mich mit dem Essen disziplinierte, desto weniger hatte ich Panikattacken. Ich war glücklich.

Ich begann, alles in meinem Leben zu kontrollieren. Nicht nur, was ich aß, sondern auch meine Gefühle. Ich war überzeugt, allfällige Verletzungen, Enttäuschungen und Verluste dadurch vermeiden zu können. Seit Alex hatte mich sowieso kein Junge mehr interessiert; ich zeigte allen die kalte Schulter, was mir bei meinen Kollegen den Spitznamen »Miss Frigo« einbrachte. Dass »Miss Frigo« noch Jungfrau war und außer ein bisschen Geknutsche noch nichts erlebt hatte, musste niemand wissen. Das war, neben meinen Panikattacken, ein weiteres Geheimnis, das ich mit mir herumtrug. Und ich hatte auch keinerlei Bedürfnis nach intensiven Körperkontakten. Wenn ich ehrlich war, ekelte mich der Gedanke an Sex sogar. Männer machten mir Angst und das, was sie von mir wollten, noch mehr.

Im Sommer 1980, ich war gerade zwanzig geworden, hatte sich mein Vater eine besondere Geburtstagsüberraschung ausgedacht: Er spendierte mir und Mutter zwei Wochen Ferien auf Kreta. Meine Begeisterung hielt sich in Grenzen. Würde ich auch in der Ferne die Selbstkontrolle aufrechterhalten können? Eine weitere Herausforderung war das Fliegen. Ich hasste es, einem Piloten mein Leben anzuvertrauen. Und das Essen! Auf Kreta gab es sicher jede Menge Gerichte, deren Kalorienzahl ich nicht kannte. In unguter Erinnerung waren mir auch die letzten Ferien am Meer. In Korsika hatte ich ja meine erste und bisher schlimmste Panikattacke erlitten. So viele Unsicherheiten machten es für mich fast unmöglich, mich auf die Ferien zu freuen.

Als wir schließlich im Hotel ankamen, der Flug war zu meiner Überraschung problemlos verlaufen, war ich ob der neuen Umgebung entzückt. Wir wohnten in einem kleinen weißen Bungalow in einer Hotelanlage, von der man einen wunderbaren Blick auf das weite Meer genoss. Sofort fühlte ich mich wohl, und zum ersten Mal nach langer Zeit war ich glücklich. Diese Farben, diese Gerüche, das Zirpen der Grillen in der Nacht – ich entspannte mich mit jedem Ferientag mehr. Ich aß, was mir schmeckte, mein kleines Büchlein nahm ich nie zur Hand. Zum Frühstück verschlang ich wunderbaren, noch warmen Zitronencake – manchmal bis zu drei Stück – mit heißem Milchkaffee, zum Mittagessen bediente ich mich großzügig am Buffet, und abends genoss ich ein Dreigangmenü, natürlich mit Dessert.

Sogar in Sachen Männer war ich offener. Als ich das erste Mal zum Pool ging und hörte, wie zwei Jungs auf Englisch tuschelten: »Look, what a beautiful white skin this girl has«, war ich stolz. Ich hatte mir sogar angewöhnt, barbusig zu baden, ohne Angst vor aufdringlichen Blicken.

Und dann lernte ich Dimitri kennen, und aus den schönen Ferien wurden wunderschöne. Dimitri saß jeweils beim Abendessen mit seinen Eltern und seinem Bruder am Nebentisch. Nicht lange, und wir kamen ins Gespräch. Ich erfuhr, dass er in New York lebte und jedes Jahr in die Heimat der Eltern in die Ferien kam.

Dimitri war von kleinem Wuchs, sicher einen halben Kopf kleiner als ich. Normalerweise mochte ich das nicht, aber in seinem Fall störte mich das überhaupt nicht. Ich fand ihn einfach süß, so braun gebrannt, mit seinen sonnengebleichten Haaren und den blitzblauen Augen. Und er brachte mich zum Lachen. Schon am ersten Abend erzählte er mir, sein Vater sei Diamanthändler, und der bullige Typ, der immer mit ihnen am Tisch sitze, sei ein Bodyguard. Ich wusste nicht, ob das stimmte, aber die Vorstellung, dass man mit einem Beschützer in die Ferien reiste, fand ich äußerst amüsant.

Wir fingen an, die Nachmittage gemeinsam zu verbringen, gingen schwimmen, spielten Volleyball oder saßen bei einer Coca-Cola zusammen. Dimitri war erst achtzehn, also zwei Jahre jünger als ich, aber er verzauberte mich mit seiner jungenhaften, offenen Art, seinen wunderschönen Augen und dem sinnlichen Mund. Ich verliebte mich bis über beide Ohren, und als er mich das erste Mal küsste, schwebte ich auf Wolke sieben.

Zwölf Tage waren wir unzertrennlich. Am letzten Abend ließ ich es zu, dass Dimitri mir mein T-Shirt auszog und meinen Busen liebkoste. Als er weiter gehen wollte, entzog ich mich ihm. Auch in dieser Situation blieb Dimitri süß: »Ich würde nie etwas machen, das du nicht möchtest«, sagte er, und ich wusste, dass ich ihm vertrauen konnte.

Der Abschied war tränenreich. Als ich im letzten Moment in den wartenden Bus stieg, der uns zum Flughafen bringen sollte, applaudierten die Leute, die unseren letzten Kuss beobachtet hatten. Kaum saß ich wenig später im Flugzeug, fielen mir die Augen zu; ich hatte in den vergangenen Nächten ja fast nicht geschlafen. So bekam ich gar nichts von dem schweren Unwetter mit, das den Flieger durchschüttelte. Mutter, die sonst keinerlei Flugangst hatte, sagte danach, sie hätte mit dem Leben abgeschlossen, während ihre Tochter selig neben ihr schlief. Die Verliebtheit hatte die Flugangst besiegt.

Dimitri und ich schrieben uns noch einige Male. Im letzten Brief, den ich von ihm erhielt, meinte er: »Du bist eines der schönsten Mädchen, die ich je gekannt habe. Ich werde Dich für immer in meinem Herzen behalten. Aber die Distanz zwischen uns ist zu groß.«

Irgendetwas in mir hatte gehofft, dass diese Beziehung halten würde, obwohl ich natürlich wusste, dass es nicht sein konnte. Aber Dimitris liebevolle Art hatte dazu geführt, dass Männer kein Schreckgespenst mehr für mich waren. Ich schmiss das blaue Büchlein in den Müll und begann, wieder normal zu essen.

Gerade noch davongekommen

01:15. Die Ziffern des Weckers leuchteten wie Glühwürmchen in der Dunkelheit. Es war eine schwüle Augustnacht, und ich konnte nicht schlafen. Unruhig wälzte ich mich im Bett hin und her. Gerne hätte ich die Terrassentür meiner ebenerdigen Gartenwohnung geöffnet, um etwas Luft hineinzulassen, aber die Vermieterin, die über mir wohnte, hatte mich gewarnt: »Lassen Sie in der Nacht nie das Fenster offen, es hat in letzter Zeit im Quartier mehrere Einbrüche gegeben!«

Vor gut einem Monat war ich in das Zweifamilienhaus der begüterten Witwe eines Bauunternehmers eingezogen. Die erste eigene Wohnung, bescheiden, aber mein: ein großer Atelierraum mit Bad und einem Gartensitzplatz. Etwas Luxuriöseres konnte ich mir mit meinem ersten Gehalt als Kindergärtnerin nicht leisten. Aber ich wollte diese Wohnung so sehr, dass ich Frau Flückiger sogar angeboten hatte, bei Gartenarbeiten zu helfen, obwohl ich selbst Kakteen ins Jenseits befördern kann.

Der Mond schien hell ins Zimmer. Trotz ihrer Angst vor Einbrechern hatte es die Vermieterin nicht für nötig gehalten, in der Wohnung Rollläden montieren zu lassen.

Und ich war bis jetzt zu faul gewesen, Vorhänge zu kaufen. Aber was sollte in dieser ruhigen Vorortssiedlung schon passieren?

Plötzlich begann Jimmy zu heulen, Frau Flückigers Hund aus dem Tierheim, der das Haus vor Einbrechern beschützen sollte. Obwohl ich innerlich wegen des Lärms genervt war, lachte ich leise in mich hinein. Der altersschwache Collie als Wächter war etwa so eindrucksvoll wie Frau Flückigers Kater Sammy. Beide waren halb blind und halb taub, nur dass Sammy im Gegensatz zu Jimmy noch ein paar Zähne hatte.

Falls Jimmy nachts bellen würde, müsse ich sie, egal zu welcher Zeit, anrufen, hatte mir Frau Flückiger eingeschärft. Und, falls sie das Telefon nicht abnehme, bei der Polizei anrufen. »Aber vielleicht haben sie mich dann schon abgemurkst«, orakelte sie. Mir war nicht ganz klar, ob sie das ernst meinte oder nur ein makabres Späßchen machte. Die alte Dame verfügte über einen ziemlich eigenwilligen Humor.

Mir war warm. Kurz überlegte ich, trotz Frau Flückigers Warnung das Terrassenfenster zu öffnen, ließ es aber bleiben. Dafür schlüpfte ich in ein frisches T-Shirt; das alte klebte am Rücken wie eine zweite Haut.

Zum Glück herrschte wieder Ruhe im Haus, und ich fiel in einen unruhigen Halbschlaf, bis Jimmys Geheule erneut einsetzte. Hohe, wehklagende Laute, als würde der arme Hund bei lebendigem Leib gehäutet. Was war nur los mit ihm? Schlagartig überkam mich ein seltsames Gefühl. Es war das erste Mal, seit ich hier wohnte, dass Jimmy nachts Laut gab.

Bewegte sich draußen etwas? Angestrengt starrte ich aus dem Fenster und schalt mich im gleichen Atemzug eine dumme Kuh. Frau Flückigers überbesorgtes Getue wirkte anscheinend ansteckend. Ich drehte mich auf die andere Seite und zog energisch die Decke über den Kopf. Jetzt nur nicht nachdenken, sonst ist die Nacht gelaufen.

Jimmy bellte inzwischen aus voller Kehle, an Schlaf war nicht mehr zu denken. Ich setzte mich im Bett auf, unschlüssig, was ich tun sollte. Plötzlich, für den Bruchteil einer Sekunde, sah ich draußen einen dunklen Schatten vorbeihuschen und dann noch einen.

Einbrecher!, durchfuhr es mich. Mein Herz klopfte hart gegen die Rippen. Panik machte sich breit. Ich kämpfte gegen sie an, mantramäßig wiederholend: »Es kann dir gar nichts passieren. Das Fenster ist geschlossen und die Haustür auch.«

Aber was, wenn bei Frau Flückiger etwas nicht in Ordnung war? Mit zitternden Fingern wählte ich ihre Nummer. Vielleicht würde sie sauer, mitten in der Nacht aus dem Schlaf gerissen zu werden, aber schließlich hatte sie diesen Kontrollanruf ausdrücklich verlangt. Das Telefon läutete: dreimal, viermal. Sie hob nicht ab. Ich versuchte es erneut. Nichts geschah. Es musste wirklich etwas passiert sein!

Was sollte ich machen? Die Polizei alarmieren? Aber was sollte ich sagen? »Der Haushund bellt und ein Schatten ist vorbeigehuscht?« Das war doch lächerlich. Und eigentlich wollte ich ja nur fliehen! Raus aus der Wohnung und nichts wie weg! Doch das Auto war in der Tiefgarage geparkt, die nur durch den Garten erreichbar war …

Ich saß in der Falle.

Plötzlich dann die erlösende Idee: Im fensterlosen Badezimmer wäre ich hundertprozentig sicher! Ich packte Decke und Kissen, raste über den schmalen Flur, knallte die Tür zu, drehte den Schlüssel.

Doch eine Badewanne ist kein Bett, und in der kurzen Zeit, die mir zum Schlafen vergönnt waren, plagten mich Albträume. Zuvor aber erlitt ich Ängste, wie ich sie nie in meinem Leben gekannt hatte. Es waren keine Panikattacken, die mich am ganzen Körper zittern ließen. Die Panik kam aus heiterem Himmel, war kaum fassbar, doch die Angst, die ich jetzt erlebte, war brutal real. Ich spürte Böses um mich herum, so als ob ich wirklich um mein Leben bangen müsste. Ich war mir sicher: Irgendjemand war draußen in der dunklen Nacht und trachtete nach meinem Leben. Es war, als hätten sich in diesen Stunden all meine Ängste potenziert, als würden sie mir sagen: »Was du bis jetzt erlebt hast, war nur der Vorgeschmack auf das, was jetzt dann passieren wird.«

Ich fühlte mich wie in einem Horrorfilm und begann zu beten. Ich kauerte mich in der engen Badewanne zusammen wie ein Embryo und versuchte, mich an die wenigen Gebete zu erinnern, die ich aus dem Religionsunterricht kannte: »Schutzengel mein, lass mich dir empfohlen sein. Tag und Nacht ich bitte dich, schütz, regier und leite mich. Hab ich Unrecht heut getan, sieh es, lieber Gott, nicht an. Amen.« Ich weiß nicht, wie oft ich diese Zeilen wiederholte, bis mich irgendwann doch noch der Schlaf übermannte.

Dann wurde es hell, und ich kroch aus meinem Versteck. Der Spuk war vorbei. Hätten mir nicht alle Knochen wehgetan, ich hätte schwören können, dass die letzte Nacht nie passiert wäre. Es war ein wunderschöner Morgen, und als es vom nahen Kirchturm sieben Uhr schlug, stieg ich die Treppe zu Frau Flückigers Wohnung hoch. Was würde mich erwarten?

»Sie sind aber schon früh auf«, begrüßte sie mich, tipptopp gekleidet, unter der Haustür. Ich war unglaublich erleichtert, sie gesund und munter zu sehen. Sie trug einen großen Einkaufskorb am Arm und wollte sich eben auf den Weg zum Markt machen.

In meinem Aufzug, Pyjamahose und T-Shirt, gab ich wohl eine ziemlich traurige Figur ab, jedenfalls führte sie mich in die Küche und bot mir einen Kaffee an. Als ich ihr von der vergangenen Nacht erzählte, schüttelte sie nur den Kopf. Nein, sie habe nichts gehört, weder Jimmys Gebell noch meine Telefonanrufe. Der Hund habe die ganze Nacht am Fuße ihres Bettes gelegen und keinen Mucks von sich gegeben. »Fräulein Aeschbach«, sagte sie mitleidig, »Sie müssen geträumt haben.«

Hatte mir meine Fantasie wirklich einen Streich gespielt? Ich wurde unsicher. Doch meine Zweifel verflogen schnell, als ich im Garten den Abdruck von Stiefeln entdeckte. Nun stand fest: Heute Nacht war etwas Ungutes in der Nähe gewesen. Und Jimmy hatte es auch gewittert und darum wie verrückt gebellt. Dass Frau Flückiger nichts gehört hatte, lag vermutlich an den Schlaftabletten, die sie seit dem Tod ihres Mannes abends als »kleine Unterstützung« einnahm.

Meine Wohnung indes hatte ihre Unschuld verloren. Weg war die Freude am Himmelbett mit selbst gebasteltem Baldachin, am neuen Esstisch aus dem Brockenhaus, geschweige denn am Gartensitzplatz. Dieser war ab sofort tabu.

Nach einer weiteren schlaflosen Nacht begann ich, wieder bei den Eltern zu übernachten. Sie wunderten sich zwar über die Rückkehr ihres Nesthäkchens, zeigten aber Verständnis, als sie vom nächtlichen Horror erfuhren.

Frau Flückiger hingegen war weniger verständnisvoll. Und da ich meine Abwesenheiten nicht mit Gartenarbeiten gutmachen konnte, kühlte unser Verhältnis spürbar ab. Rollläden wollte sie partout keine montieren lassen und schlug stattdessen vor, mir ebenfalls einen Hund anzuschaffen, dann hätte Jimmy einen Spielgefährten, und wir wären doppelt beschützt.

Nach einem unschönen Streit, in dem es ums, ungenügende, Pflanzengießen ging, kündigte ich kurzerhand die Wohnung. Frau Flückiger schäumte vor Wut. Der Mietvertrag dauere ja noch kein halbes Jahr und solle nun »wegen ein paar Hirngespinsten«, wie sie es nannte, aufgelöst werden? Handelte ich überstürzt? Ich wusste ja selbst nicht, warum ich in meiner Wohnung keine Ruhe fand. Es war diese unerklärliche Furcht, die jeweils Fluchtgedanken hervorrief.

Als ich an einem düsteren Novembertag auszog und in den Autorückspiegel blickte, wusste ich plötzlich, woran mich das Haus auf dem Hügel erinnerte. An das Hotel im Hitchcock-Film »Psycho«, in dem Norman Bates mit seiner mumifizierten Mutter lebte.

Jahre später sollte der Schrecken in Frau Flückigers Haus dann fast jede Filmhandlung übertreffen: Eine Nachmieterin in Frau Flückigers Haus, ebenfalls Kindergärtnerin, wurde eines Nachts in der Gartenwohnung überfallen, vergewaltigt und schwer verletzt. Der oder die Täter waren durch das offene Terrassenfenster eingestiegen.

Meine Angst hatte mich damals gerettet. Für einmal hatte sie mich nicht eingeschränkt, sondern (wie es sein sollte) als gutes Frühwarnsystem funktioniert. In jener Nacht hatte ich den Hauch des Todes gespürt, und noch heute schaudert mich, wenn ich daran denke.

Top Ten
der klugen Sätze zur Angst

1 *»Angst ist der Weckruf der Weisen.«*
(Sprichwort)

2 *»Die ganze Welt ist voll armer Teufel, denen mehr oder weniger angst ist.«*
(Johann Wolfgang von Goethe, 1749–1832, deutscher Dichter)

3 *»Beherzt ist nicht, wer keine Angst kennt, beherzt ist, wer die Angst kennt und sie überwindet.«*
(Khalil Gibran, 1883–1931, christlich-libanesischer Dichter und Philosoph)

4 *»Auch der Fuchs bekommt eine Gänsehaut.«*
*(Manfred Hinrich, *1926, deutscher Kinderlieder-autor, Aphoristiker)*

5 *»Die Furcht hat ihren besonderen Sinn.«*
(Gotthold Ephraim Lessing, 1729–1781, deutscher Schriftsteller und Philosoph)

6 *»Das Einzige, was wir zu fürchten haben, ist die Furcht selbst.«*
(Michel de Montaigne, 1533–1592, französischer Philosoph)

7 *»Fürchte dich nicht, schlimmer kommts immer.«*
(Sprichwort)

8 *»Akzeptiere deine Angst, sie zeigt dir den Weg.«*
(Text aus einer Todesanzeige)

9 *»Keine Panik auf der ›Titanic‹! Es ist genug Wasser für alle da!«*
(Graffito)

10 *»Je weniger Geist, desto weniger Angst.«*
(Søren Kierkegaard, 1813–1855, dänischer Philosoph)

Die rosa Welle

Rosarot! Mein Haar war rosarot! Ich traute meinen Augen nicht. Verzweifelt schaute ich auf die Packung der Koloration, die ich in der Drogerie gekauft hatte. »Sonnengeküsst« und »leicht aufhellend« hätte das Ergebnis werden sollen, »Zuckerwatte« wäre die passendere Bezeichnung gewesen.

Mit wachsender Panik las ich den Beipackzettel noch einmal durch. Nein, ich hatte alles richtig gemacht.

»Shit«, fluchte ich vor mich hin, »was mache ich jetzt?«

Es war Sonntagmittag. Meine Klasse würde morgen ob ihrer punkigen Lehrerin entzückt sein, und die Kindergartenkommissärin, die sich angesagt hatte, um meinen Unterricht zu beurteilen, nicht minder. Mein Gehirn arbeitete auf Hochtouren, sofern das unter rosafarbenem Haar überhaupt möglich war: Sollte ich morgen mit einer Mütze zur Arbeit? Eine schlechte Idee für einen Sommertag. Krankmelden? Dann würde die Schulleitung monieren, ich hätte wegen der Beurteilung gekniffen. Oder sollte ich nonchalant mit dem rosafarbenen Haar einen neuen Trend lancieren?

Immerhin hatte ich eine gewisse Ähnlichkeit mit meinem Lieblingsstar Madonna, und die galt ja als Trendsetterin der Stunde. Zwar war mein Styling nicht so verwegen wie das ihre, ich trug weder bauchfreie Shirts noch Stulpen, auch war das Make-up um einiges dezenter, aber den verstrubbelten Look, den sie im Video »Holiday« trug, das mehrmals täglich über den neuen Musikkanal MTV im Fernsehen flimmerte, hatte mich immerhin dazu inspiriert, meine Garderobe aufzupeppen.

So trug ich heute schwarze Leggings, die bis zum Knie reichten, und drüber ein kurzes, schwarzes Röckchen, das ich mit einem schwarzen, ärmellosen T-Shirt kombinierte.

Doch im Moment nützte auch das abgefahrenste Outfit nichts: Die rosaroten Haare waren ein echter Coolness-Killer. An dieser Stelle sei ein kurzer Blick in die Zukunft erlaubt: Gut dreißig Jahre später würde Katy Perry den Trend mit pink gefärbtem Haar setzen. Aber das wusste ich damals natürlich nicht, und so hockte eben ein Häufchen Elend auf dem Badewannenrand.

Elke! Ich würde Elke anrufen, sie wusste immer Rat. Meine Freundin besaß nicht nur ein patentes Naturell, sondern auch wunderbares, braunblondes Haar, das ihr fast bis zur Taille reichte und das noch nie von einem chemischen Färbungsmittel berührt worden war, denn Elke pflegte es ausschließlich mit Naturprodukten. Entsprechend fiel ihre Reaktion aus.

»Du hast was?«, schrie sie ins Telefon. Dann folgte ein gefühlt halbstündiges Gelächter und die erwartete Zurechtweisung: »Ich habe dir immer gesagt, lass die Finger von diesem Zeug! Wieso musst du auch hellblond werden? Das sieht so was von billig aus!«

Ich hätte jetzt entgegen können: »Nicht jede verfügt von Natur aus über eine solche Wallawalla-Mähne wie du.« Aber ich ließ es bleiben. Elkes Haar war nämlich nicht nur lang, sondern auch von super Qualität, als hätten Tausende Seidenraupen an ihrem Kopf ihr Lebenswerk vollbracht. Mein Haar dagegen war halblang, leicht gewellt und, ohne unterstützende Chemie, straßenköterblond.

»Bitte hilf!«, greinte ich ins Telefon. »Ich muss morgen wieder blond sein, goldblond!«

»Ich habe eine Idee«, sagte Elke. »Du bindest dir jetzt ein Kopftuch um und nimmst den nächsten Zug zum Flughafen. Dort gibt es sicher einen Coiffeursalon, der auch am Sonntag geöffnet hat.«

Gesagt, getan. Natürlich fuhr ich nicht mit dem Zug, wie die umweltbewusste Elke riet, sondern raste im alten, orangefarbenen Mazda 323 Richtung Flughafen Zürich-Kloten.

Und tatsächlich: Es gab einen Salon, der geöffnet hatte. Die Coiffeuse, eine resolute Berlinerin, stellte sich als Helga vor. Und natürlich kam die unvermeidliche Frage: »Fräuleinsche, wat haben Se denn jemacht?« Warum meine Haare beim Färben rosarot geworden waren, wusste sie auch nicht. »Irgendein Oxidationsproblem«, nuschelte sie und machte sich an die Arbeit. Allerdings, warnte sie, könne sie nicht für ein perfektes Ergebnis garantieren. »Wenn Sie Pech haben, kann es nach der erneuten Koloration zu verstärktem Haarausfall kommen.«

Super – dass die ganze Färberei und Entfärberei zu stressig für Haar und Kopfhaut werden könnte, daran hatte ich nicht gedacht. Aber jetzt war es eh zu spät. Einziger Trost:

Ich war alleine im Salon und somit keinen neugierigen Blicken ausgesetzt.

Zuerst pinselte Helga eine streng riechende Flüssigkeit auf mein Haar; diese sollte ihm nach längerer Einwirkungszeit die Pigmente entziehen. Und: Überraschung! Mein Haar war danach nicht mehr rosa, sondern schlohweiß! Die Frau im Spiegel erschreckte mich zu Tode: Ich hatte gerade einen Zipfel Zukunft erhascht – Oma Aeschbach mit schockgeweiteten Augen.

Die Kopfhaut brannte wie Feuer; es fühlte sich an, als löse sie sich in ihre Bestandteile auf. Vor meinem inneren Auge sah ich mich schon mit Glatze. Ich wagte nicht, zu fragen, wie lange die Prozedur noch dauern würde, ich saß jetzt schon zwei Stunden auf dem Marterstuhl. Helga schien Gedanken lesen zu können und meinte nur trocken: »Keine Eile, ein gutes Blond braucht seine Zeit.« Sie bearbeitete den weißen Schopf mit einer weiteren scharf riechenden Flüssigkeit, die mir wiederum Tränen in die Augen trieb. Danach umhüllte sie jede einzelne Strähne mit Alufolie. Ich sah damit ziemlich lächerlich aus, aber das störte mich nicht. Augen zu und durch. Bisweilen seufzte Helga tief, und ich hatte prompt ein schlechtes Gewissen, weil der Ladenschluss immer näher rückte und wir die Operation »Blondine reloaded« kaum rechtzeitig beenden würden.

Mir wurde immer wärmer, und der Schweiß sammelte sich im Nacken. Inzwischen war fast der ganze Kopf voller keck abstehender Alufolien-Strähnen. Mit gerötetem Gesicht sah ich aus wie Miss Piggy im All.

Plötzlich verspürte ich eine bekannte innere Unruhe: Was, wenn hier und jetzt die Panik zuschlug?

Dieser Gedanken plagte mich in letzter Zeit immer öfter, wenn ich irgendwo nicht wegkonnte. Ich hatte angefangen, solche Orte zu meiden. Tunnels umfuhr ich großzügig, denn die Vorstellung, während eines Staus in einem Tunnel eine Panikattacke zu erleben, war Horror. Warenhäuser mochte ich auch nicht mehr, seit ich im Warenhaus Jelmoli im dritten Stock aus heiterem Himmel eine Attacke hatte. Wenn ich ein Gebäude betrat, checkte ich inzwischen automatisch, wo es weitere Ausgänge gab. Es brauchte einiges an Geschick und Vorbereitung, um »gefährlichen« Situationen aus dem Weg zu gehen, aber ich hatte mein Vermeidungsverhalten ziemlich perfektioniert. Gegen außen fielen mir immer Ausreden ein, weshalb ich dies oder jenes nicht machen konnte. Ich war fast ein bisschen stolz, Leben und Ängste so gut im Griff zu haben, und merkte dabei nicht, dass mein Bewegungsradius immer eingeschränkter wurde. Die Sicherheit, die ich mir aufgebaut hatte, war trügerisch, das Leben ließ sich letztlich nicht kontrollieren.

Wie jetzt. Ich fühlte mich einmal mehr in der Falle. Eine Flucht war schlecht möglich. Mein Herzschlag beschleunigte sich, und ich wurde zunehmend nervös.

»Ist etwas?«, wollte Helga wissen, als ich begann, auf meinem Platz herumzurutschen.

»Nein, nein«, entgegnete ich, »alles in Ordnung. Mir ist nur das Bein eingeschlafen.« Das war nicht mal gelogen. Mein ganzer Körper kribbelte. Ein klarer Fall von Hyperventilation.

Ich zwang mich, ruhig zu atmen, wie ich es gelernt hatte, und sagte mir: Du kannst jeden Moment aufstehen und gehen. Was natürlich eine glatte Lüge war, als »Schwein im Weltall« konnte ich definitiv nirgendwohin.

Mein Herz begann, wie verrückt zu pochen, inzwischen waren auch die Hände schweißnass. Schwindel überkam mich. Da war nur noch Angst, grauenhafte Angst. Noch vor zehn Minuten hatte ich munter hier gesessen, und jetzt fühlte ich mich wie auf einem schlingernden Schiff und war nahe daran, mich über die nicht vorhandene Reling zu übergeben. Die Panik überflutete mich in Riesenwellen. Und einmal mehr drohte ich unterzugehen.

»Bitte, bitte, lieber Gott«, betete ich fieberhaft, »bitte verschone mich vor einer weiteren Attacke. Ich verspreche auch, nie wieder meine Haare selber zu färben!«

Gott erhörte mich nicht.

»Ist Ihnen nicht gut?«, fragte Helga besorgt, als sie mich kritisch im Spiegel musterte. »Müssen Sie auf die Toilette?«

»Ja, bitte«, keuchte ich atemlos, sprang vom Stuhl auf und stürmte davon.

»Erste Tür rechts!«, rief Helga.

Ich hörte sie nicht und rannte einfach aus der nächsten Tür, die sich öffnen ließ. Dummerweise war dies der Ausgang des Salons, und ich landete prompt mitten in einer asiatischen Reisegruppe. Sie glotzten mich an, als hätten sie noch nie eine Außerirdische gesehen.

Im Frisierumhang und mit den Folien auf dem Kopf habe ich sicher ein Bild für Götter abgegeben. Aber das kümmerte mich nicht, es wäre mir auch egal gewesen, nackt hier zu stehen. Mein ganzes Sein war von Panik erfüllt und mein einziger Gedanke: Wo gehts nur aus dieser Halle raus?

Blitzlichter brachten mich in die Realität zurück. Ein paar Asiaten hatten ihre Kameras gezückt und begannen, mich zu fotografieren. Es war ihnen nicht zu verdenken, eine Verrückte auf der Flucht war durchaus ein Foto wert. Ich starrte sie an, sie starrten zurück. Und plötzlich wurde mir die Absurdität der Situation bewusst, und ich begann hysterisch zu kichern. Was dazu führte, dass die Asiaten, hinter vorgehaltener Hand, ebenfalls zu kichern anfingen.

In diesem Moment löste sich die Panik auf. Gut, die Beine fühlten sich noch immer etwas zittrig an, und der Atem stolperte, aber die Todesangst war so schnell verflogen, wie sie gekommen war.

Unterdessen versuchte ich, die Contenance zurückzugewinnen, und winkte der Reisegruppe unbeschwert zu, als wäre eine solche Situation alltäglich. Fast hätte ich noch für Fotos posiert, so froh war ich, den Horror einmal mehr überstanden zu haben. Erhobenen Hauptes ging ich in den Salon zurück, ruhte einige Minuten im WC aus und setzte mich wieder auf den Friseurstuhl, als ob nichts gewesen wäre.

Helga ging nicht näher auf den Vorfall ein, und nach zwei weiteren Stunden waren meine Haare so blond wie ein Weizenfeld. Ich gab ihr ein dickes Trinkgeld, umarmte sie und versprach, nie wieder mein Haar selber zu färben.

Natürlich brach ich den Schwur im Laufe der Jahre mehrfach. Die Kolorationen waren verschieden, gottlob aber nie wieder rosa.

Das große Fressen

Ich saß in einem weichen, mit dunkelrotem Samt gepolsterten goldenen Sessel vor einem großen Spiegel. Neben mir meine Freundin Ursula, mit der ich vor einigen Wochen in Florenz angekommen war. Hinter uns die beiden schnittigen Figaros Giacomo und Alessandro, die um uns herumtänzelten.

Ursula und ich waren seit unserer Studienzeit befreundet, und nun hatten wir den Entschluss gefasst, gemeinsam während eines vier Monate dauernden Sabbaticals in Florenz Italienisch zu lernen. Ich war schon längere Zeit unzufrieden im Job als Kindergärtnerin, und so bot dieser Aufenthalt die Möglichkeit, mein Berufsleben zu überdenken.

Doch jetzt war nicht der Moment für innere Einkehr. Schließlich saßen wir in einem der schicksten Coiffeursalons der Stadt, ein Geheimtipp der Schlummermutter, bei der ich wohnte.

»Lass uns nur das Nötigste machen und die Spitzen schneiden«, flüsterte Ursula, »dann kostet es nicht so viel.« Mehr konnten wir uns in der Tat nicht leisten, aber schon die angenehme Shampoo-Massage und das ultraweiche

Frotteetuch, das wir um den Kopf gewickelt bekamen, waren jede Lira wert.

Die beiden Friseure, die uns gleichzeitig die Haare schnitten, waren von ihrer Schweizer Kundschaft angetan. Vor allem Giacomo hatte Gefallen an Ursula gefunden, und schwärmte von ihrer »bella figura«: »Ein Schweizer Mädchen und trotz Schokolade so schlank«, säuselte er. Ursi strahlte, während ich beschämt zu Boden schaute. Zwar hatte Alessandro meine »schönen blonden Haare« gelobt, aber ein Kompliment über meine Figur konnte er mir beim besten Willen nicht machen. Seit meiner Ankunft in Florenz war ich aufgegangen wie ein Hefeteig.

Neben der grazilen Ursula, die mit ihren im Nacken kurz geschnittenen Haaren wie Audrey Hepburn aussah, fühlte ich mich wie ein Koloss, und auch der Prosecco, den wir uns nach dem Coiffeurbesuch auf der Piazza della Signorina in einem Straßencafé genehmigten, konnte meinen Frust nicht mildern.

Als schlanke Frau war ich nach Italien gekommen. Sechs Wochen später passte ich nicht mehr in die Jeans, auch wenn ich auf dem Boden lag und versuchte, sie über den Bauch zu zerren. Blusen und Shirts spannten über meiner üppigen Mamabrust, und selbst die Füße waren dicker geworden. Das hatte ich mit Schrecken bemerkt, als ich ein Paar neue Sandalen kaufen wollte, solche eben, wie sie Madonna im Film »Desperately Seeking Susan« trug, den wir tags zuvor im Kino gesehen hatten. Das Leder schnitt mir tief ins Fleisch, und ich schlüpfte schnell wieder in die Turnschuhe, bevor Ursula auf ihren neuen, grazilen High Heels an mir vorbeistolzierte.

Da nun praktisch alle meine Kleider kniffen, hatte ich einen militärgrünen Overall erworben (ja, Overalls waren Mitte der 1980er-Jahre schon mal angesagt!), den ich mit einem breiten Gürtel in der Taille zusammenfasste. Ursi hatte sich den gleichen in Orange gekauft, allerdings drei Kleidergrößen kleiner: »Dick und Doof«, dachte ich grimmig, während ich unsere Silhouetten in einem Schaufenster musterte.

Ich hasste es, eine solch neidische Gurke geworden zu sein, aber ich konnte nicht anders, so unglücklich wie ich über meinen veränderten Körper war.

Meine Schwester, die mich an einem Wochenende besuchte und die schon immer eine Freundin klarer Worte war, rief statt einer Begrüßung aus: »Wie siehst du denn aus?«

Damit war alles gesagt.

Trotzdem konnte ich nicht aufhören, zu essen wie ein Landarbeiter. Morgens beim Frühstück vertilgte ich drei Brotschnitten mit gesalzener Butter und trank dazu zwei Tassen Latte macchiato. Am Vormittag gab es ein süßes Panino mit Aprikosenkonfitüre. Zum Mittagessen, das wir in einem typisch italienischen Arbeiterlokal einnahmen, verschlang ich einen großen Teller Spaghetti mit hausgemachter Sauce, während Ursula in einem Tomatensalat herumstocherte. Am Nachmittag waren es drei Kugeln Gelato in meiner Lieblings-Gelateria. Mein Aromafavorit war Schokoladenmousse, eine Sünde, die mit drei Ingredienzen auskam: Schokolade, Rahm und Zucker. Abends dann wurde ich von der »Nonna«, wie ich die Schlummermutter nannte, mit einem Dreigänger bekocht. Mein gesunder Appetit erfreute sie sehr, jedenfalls tätschelte sie mir immer die Wange, wenn ich den Teller blitzblank leer gegessen hatte.

Doch nicht genug mit dem Schlemmen. Abends, wenn ich allein im Zimmer war und mich das Heimweh plagte, tröstete mich eine Packung Biscotti di Prato und zartbittere Nussschokolade. Unter dem Bett hatte ich zudem ein großes Glas Nutella gebunkert. Meiner Liebe zum süßen Schokoaufstrich war ich über die Jahre treu geblieben.

Zucker und Kohlenhydrate waren in letzter Zeit immer mehr zu einer Droge geworden, mit der ich Angst und Einsamkeit bekämpfte. Ich hatte gemerkt, dass vor allem Zucker die Nerven beruhigte und die Laune hob. Hatte ich meinen Pegel erreicht, fühlte ich mich beschützt wie in einem Kokon. Nichts kam dann wirklich an mich heran. Und selbst die Panikattacken waren halb so wild.

In letzter Zeit war ich oft traurig und wusste nicht, warum. Auch hier tröstete mich das Essen; es gab mir Geborgenheit, die ich in der Fremde vermisste.

Zwar litt ich weniger unter Panikattacken, dafür hatte sich die Agoraphobie in Florenz verschlimmert. Es war mir fast unmöglich geworden, große Plätze allein zu überqueren, ohne von starkem Schwindel und Gleichgewichtsstörungen heimgesucht zu werden. Und Florenz hat bekanntlich viele Piazze.

Das Geheimnis um meine Panik hütete ich weiterhin, nicht einmal Ursi wusste davon. Die Scham war zu groß und ich mittlerweile ziemlich gut darin, die Angst zu überspielen. In der Schule, wo wir jeden Vormittag vier Stunden Italienisch paukten, hatte ich mir einen Platz nahe beim

Ausgang gesichert. Überflutete mich eine Welle der Agoraphobie auf unseren nachmittäglichen Spaziergängen durch die Stadt, hakte ich mich bei Ursula unter. Was für sie eine freundschaftliche Geste war, war für mich viel mehr: ein bisschen Sicherheit im turbulenten Treiben der Stadt. Ich kannte alle Taxistandplätze in der Innenstadt, für den Fall, dass die Panik zu groß wurde und ich mich unter einem Vorwand verabschieden und nach Hause fahren musste. In der Tasche lag stets ein Notfallmedikament. Eine Angewohnheit, die ich bis heute beibehalten habe. Auch wenn die Tablette monatelang unangetastet bleibt, gibt sie mir Sicherheit.

Dass ich überhaupt nach Florenz gereist war, verbuchte ich als Erfolg. Zu Hause gab es Tage, an denen ich mich allein kaum auf die Straße wagte. In den nahe gelegenen Kindergarten, wo ich seit zwei Jahren unterrichtete, fuhr ich mit dem Auto, um im Notfall flüchten zu können. Zum Glück blieben die Anfälle während des Unterrichts aus. Wäre etwas passiert, hätte ich meinen Job sofort aufgegeben. Vielleicht war es die Verantwortung, die ich gegenüber meinen Schützlingen trug, dass dafür gesorgt wurde, dass ich ebenfalls beschützt wurde.

Und dann, von einem Tag auf den anderen, war ich bei Ursula abgeschrieben. Sie hatte sich in Fabrizio, den Sohn ihrer Gasteltern, verliebt, und Fabrizio erwiderte ihre Gefühle. Fabrizio mit den dunklen Locken und den blauen Augen. Fabrizio, der ein großer Bob-Dylan-Fan war und viele seiner Songs auf der Gitarre spielen konnte. Fabrizio, der Ursi auf seiner Vespa zu Ausflügen mitnahm. Zuvor waren wir immer zu dritt unterwegs gewesen, aber ich hatte schon bald gespürt, dass sich zwischen den beiden etwas anbahnte, und mich zurückgezogen.

Fabrizio behandelte mich nett, so nett, als wäre ich seine kleine Schwester, obwohl ich gerade mal ein Jahr jünger war als er. Einmal, als Ursi keine Zeit hatte, nahm er mich auf eine Spritztour mit der Vespa mit. Nie werde ich diese Fahrt vergessen, den warmen Abendwind in den Haaren, die untergehende Sonne, meine Arme um seine Taille geschlungen. Ich fühlte mich wie in einem schönen Film: heiter, leicht und geborgen.

Natürlich war ich in Fabrizio verliebt. Schon als ich ihn das erste Mal sah und er mich neckisch »Svizzerotta« nannte, war es um mich geschehen. Aber mir war klar, dass ich gegen die attraktive »Audrey« keine Chance hatte. Und während Ursula und Fabrizio einen italienischen Frühling erlebten, tröstete ich mich mit Bergen von Dolce.

Wochen später reiste ich allein in die Schweiz zurück. Ursula hatte schon einen früheren Zug genommen, was mich aber nicht störte. Unsere Beziehung hatte sich merklich abgekühlt. Wir hatten immer weniger Zeit zusammen verbracht. Ich war viel mit der »Nonna« unterwegs und verbrachte die restlichen Tage meist allein im Zimmer.

Die vier Monate in Florenz schlugen mit zwölf Kilo mehr auf der Waage der Bahnhofsapotheke zu Buche. Als mich meine Eltern am Bahnhof abholten, fielen sie angesichts ihrer wohlgerundeten Tochter fast in Ohnmacht.

»Du siehst gesund aus«, sagte Vater, als er sich vom ersten Schreck erholt hatte. »Und schöne, volle Backen hat sie bekommen«, doppelte Mutter nach.

In diesem Moment fasste ich einen Entschluss: Ich würde abnehmen und den Job kündigen.

Das Schicksal unterstützte offenbar den Entscheid, jedenfalls entdeckte ich in der Zeitung ein Stelleninserat, das mich elektrisierte: Das neu gegründete Lokalradio in unserer Stadt suchte Volontäre. Ich würde Journalistin werden. Und keine Panikattacke auf dieser Welt würde mich daran hindern.

Top Ten
der Lebensmittel für gute Nerven

1 *Dunkle Schokolade*

2 *Hülsenfrüchte*

3 *Nüsse*

4 *Sonnenblumenkerne*

5 *Avocado*

6 *Hirse*

7 *Lachs*

8 *Hafer*

9 *Grüntee*

10 *Vollkornteigwaren*

Tee für Fräulein Silvia

Mein Moderationskollege Sven hatte die Sieben-Uhr-Nachrichten beendet und schickte Falcos »Jeanny« durch den Äther. Ich stand neben ihm im Studio, bereit, die Sport-News zu verlesen. Kaum hatte ich mit den ersten Resultaten begonnen, hörte ich über den Kopfhörer, wie meine Stimme schwach und flatterig klang.

Verdammt, durchfuhr es mich, das kommt nicht gut.

Sofort war sie da. Meine gute, alte Bekannte, die Angst. Die Angst, live auf Sendung, vor gefühlten hunderttausend Zuhörern, eine Panikattacke zu bekommen.

Schon begann es in den Fingerspitzen zu kribbeln, ein klarer Fall von Hyperventilation. Jetzt würde sich der übliche Kreislauf in Gang setzen: Herzrasen, Übelkeit, Atemnot, Todesangst.

Mit letzter Kraft quetschte ich noch das Resultat eines Fußballspiels hinaus, dann war die Stimme weg, und ich hechelte wie ein Hund an einem heißen Sommertag. Mit hysterischen Handzeichen forderte ich Sven auf, irgendein Musikstück einzuspielen, um den Totalausfall zu überbrücken. Doch Sven, ein Anfänger wie ich, war mit der Situation ebenfalls überfordert. Er zuckte nur die Schultern, schüttelte den Kopf und öffnete sein Mikrofon: »Meine Damen und Herren, meiner Kollegin Silvia Aeschbach ist es schlecht geworden, sie musste die Sendung leider abbrechen.«

Vor lauter Schreck über diese öffentliche Demütigung war die Panik wie weggeblasen. Dafür kündigte sich ein weiteres Desaster an – in Person der Chefredaktorin, Frau Hanselmann, genannt »Hänsel«, die nun wutschäumend und mit hochrotem Kopf vor mir stand und brüllte: »Sie sind gefeuert!«

Als Volontärin bei einem Radiosender zu arbeiten, war mein Traum gewesen. Wobei Volontärin fast etwas zu hochgestochen war. Der Ausdruck Sklavin wäre passender gewesen. Die Arbeitszeiten, meist sechs Tage die Woche, dauerten von fünf Uhr früh bis fünf Uhr nachmittags. Und gerne war ich auch bereit, allfällige Spätdienste oder Vertretungen von Kollegen zu übernehmen.

Ich liebte meine Arbeit. Ich liebte es, Nachrichten für die Moderationskollegen zu schreiben, über die Einweihung eines neuen Schwimmbads zu berichten und Lokalpolitiker zu interviewen (allerdings nur »unwichtige«, die anderen hatte die Hänsel zur Chefsache erklärt).

Wir waren eine junge, lustige Truppe, die für jeden Spaß zu haben war. Meine Kollegen, wie ich Idealisten, sahen im Radiomachen ihre Berufung. Die Einzigen, die nicht ins Team passten, waren die Hänsel, eine aufgeblasene Zynikerin, deren Alkoholfahne einen schon morgens fast umhaute, und ihr Mann Henry, genannt »der Hexer«, der dem Alkohol ebenfalls nicht abgeneigt war und als Redaktor im Team arbeitete.

Warum die Hänsel mich überhaupt eingestellt hatte, war mir schleierhaft. In einer schwachen Stunde verriet sie mir, sie habe dies getan, weil sie gemeint hatte, mein Vater sei »ein hohes Tier« in der Politik. Dummerweise (für sie) war Vater bereits pensioniert und ohne jeglichen Einfluss.

Die Hänsel war eine Freundin klarer Worte. Selber vertrug sie jedoch keine Kritik. Schon beim leisesten Hauch eines Vorwurfs lief sie hochrot an und stürmte fluchend aus dem Studio. In ihren Augen gab es nur Nichtskönner (die ganze Redaktion) und zwei Profis (sie und Hexer Henry). Fragte man sie, wo sie denn früher gearbeitet habe, waren nur Ausflüchte und bedeutungsschwangere Andeutungen zu hören, die ihren Nimbus als Topjournalistin untermauern sollten. Die Wahrheit war wenig glamourös: Sie war Pressesprecherin bei den Städtischen Werken gewesen.

Die Hänsel konnte froh sein, eine so willige und billige Arbeitskraft wie mich zu haben, die nicht nur rund um die Uhr arbeitete, sondern auch regelmäßig ihren Kaffee bezahlte. Sie wurde vom Hexer kurzgehalten. Wir vermuteten, in jeder Beziehung. Offensichtlich tat er es in Bezug auf ihr Taschengeld. Obwohl sie einiges mehr als ihr Ehemann verdiente, schien er die Finanzen im Griff zu haben. Mitte des Monats hatte sie jedenfalls keinen müden Rappen mehr im Portemonnaie. Dann hieß es: »Silvia, kommen Sie mit ins Café, ich muss dringend etwas mit Ihnen besprechen.«

Im Café bestellte die Hänsel jeweils einen doppelten Espresso und ein großes Salami-Sandwich und murmelte nach dessen hastigem Verzehr: »Mist, ich habe mein Portemonnaie im Studio vergessen.«

Weg war sie, und ich zahlte die Zeche.

Die Großzügigkeit ihrer Volontärin, die einen Bruchteil ihres Lohnes verdiente, wusste sie nicht zu schätzen. Eine ihrer Lieblingsbeschäftigungen, wenn sie nicht gerade den Obrigkeiten der Stadt hofierte, war es, sich über mich lustig zu machen. Sie suchte nach Fehlern in meinen Texten, äffte meinen Dialekt nach und machte sich über meine Rubens-Figur lustig. Eines Tages grölte die Hänsel, die selbst mit einem ausladenden Po gesegnet war, lautstark vor allen Kollegen: »Bis zur Taille kann man sie ja noch anschauen, aber dieser Arsch …«

Während ich vor Scham fast in den Boden versank, lachte sich der Hexer kaputt. Meine Kollegen hatten sich verzogen. Wenn Hänsel in dieser Stimmung war, machte man sich besser aus dem Staub, wollte man nicht selber Opfer ihres Gespötts werden.

Nur vor einem Mann hatte die Hänsel Respekt, vor Herrn Berger, dem Besitzer des Radiosenders. Kam dieser ins Studio, was mehrmals pro Monat geschah, scharwenzelte sie um ihn herum – wir mussten aufpassen, dass wir nicht auf ihrer Schleimspur ausrutschten.

Nach meiner öffentlichen Blamage verließ ich das Studio mit zitternden Beinen und schleppte mich in Richtung Klo. Auf dem Flur kam mir Herr Berger mit sorgenvollem Gesicht entgegen. Na super, der oberste Boss hatte meine Niederlage auch mitangehört. Mir stand also ein doppelter Rausschmiss bevor.

Aber, oh Wunder, Herr Berger wütete nicht, sondern fragte gar mitfühlend: »Fräulein Aeschbach, was ist denn mit Ihnen los? Ich habe gerade gehört, dass Ihnen schlecht geworden ist. Das tut mir leid.« Sprachs und führte mich am Arm zurück ins Studio. Zur Sekretärin gewandt, sagte er: »Fräulein Elke, bringen Sie unserer Patientin bitte einen Tee.«

Der Hänsel fielen fast die Augen aus dem Kopf, als sie mich mit dem Boss sah. Aber sie fing sich sofort wieder: »Elke«, echote sie, »schnell einen Tee für Silvia. Die Arme hat einen schlechten Tag.«

Ich wurde nicht gefeuert, und diese Panikattacke war auch die einzige, die ich während meines zweijährigen Volontariats »öffentlich« erlitt. Dafür ereilte jemand anders das Schicksal: Der Hexer musste ein paar Monate nach diesem Vorfall seinen Job aufgeben. Panikattacken hatten ihm das Arbeiten unmöglich gemacht. Er war im Studio beim Vorbereiten einer Sendung zusammengebrochen. Ich sah ihn nie mehr. Und auch die Hänsel verlor ihren Job wenig später. Offiziell wegen zu hoher Arbeitsbelastung, aber wir alle wussten, der Alkohol hatte seinen Tribut gefordert.

Medusa lässt grüßen

Hektisch suchte ich die Moderationskarten zusammen. Die Live-Sendung sollte in zehn Minuten beginnen, und ich hatte noch keine Ahnung, mit welcher Frage ich ins Interview einsteigen wollte. Einen Profi hätte das kalt gelassen, aber ich war erst seit wenigen Monaten beim Schweizer Fernsehen und saß, sozusagen ein Frischling, als Moderatorin auf dem Präsentierteller. In der Sendung, einer Art Astrologie-Talk, wurden Prominente mit ihrem Horoskop konfrontiert, das die beiden Astrologen Monica Kissling und Niklaus Rutkowsky aufgrund von Geburtsdaten »im Blindflug« geschrieben hatten.

Der heutige Gast, der wohl bekannteste Comedian und Satiriker der Schweiz, war als wortgewandter Zyniker bekannt. »Der hackt dich mit seinem Mundwerk in Stücke und frisst dich«, flachste ein Moderationskollege, als ich an ihm vorbei zur Toilette ging. Ich hätte ihm am liebsten eine geknallt.

Warum tue ich mir das bloß an? Wie immer vor einer Sendung stand ich vor dem großen Spiegel in der Toilette und musterte mein Erscheinungsbild. Was ich sah, gefiel mir nicht. Das Gesicht war blass unter der Kriegsbemalung, die mir die Maskenbildnerin aufgetragen hatte. Kleine Schweißperlen glänzten auf der Stirn. Ich zupfte ein letztes Mal am ondulierten Haar herum, das vom Haarspray zusammenklebte, an den großen goldenen Ohrringen und dem bunten Halstuch, dann raffte ich mich auf. Zurück im Fernsehstudio, nahm ich Platz auf dem Sofa und begrüßte den Studiogast, der inzwischen eingetroffen war. Wir wurden beide mit Mikrofonen ausgerüstet, und ich bekam noch einen Knopf ins Ohr, damit ich die Regieanweisungen hörte. In letzter Minute war mir zum Glück noch eine Anfangsmoderation eingefallen. Das Signet der Sendung wurde eingespielt, der Aufnahmeleiter sprach den üblichen Countdown: »Fünf, vier, drei, zwei, eins und los!«

Ein halbes Jahr zuvor hatte ich noch keine Ahnung gehabt, dass ich einmal so im Rampenlicht stehen würde. Mir gefiel der Job als Gesellschafts-Redaktorin bei einem großen People-Magazin. Doch dann wies mich eine Kollegin darauf hin, dass das Schweizer Fernsehen neue Talente suche. Ich beschloss, mich zu bewerben; dies mehr aus Neugierde denn aus richtigem Interesse heraus. Ich wollte einfach testen, wie hoch mein Marktwert war. Zu meiner Überraschung wurde ich in die letzte Casting-Runde eingeladen.

Kurz zusammengefasst: Sie verlief grauenhaft. Kaum waren die Kameras auf mich gerichtet, packte mich die Panik. Ich begann zu schwitzen, mein Herz raste, mein Mund wurde trocken, und ich brachte fast kein Wort mehr heraus.

Die Scheinwerfer waren so verdammt heiß, die Jury saß so nah, und aus dem linken Augenwinkel heraus konnte ich mein Gesicht auf einer riesigen Leinwand sehen. Beim Ablesen der News vom Prompter verhaspelte ich mich. Das Interview, das ich mit einem weiteren Bewerber führen sollte, brachte mich völlig aus dem Konzept: Ich stotterte zusammenhangslose Fragen herunter. Als die Lichter der Kamera endlich verlöschten, war ich klatschnass und überglücklich, dass alles vorbei war. Ich wusste mit Sicherheit: Wenn ich eines im Leben nicht machen wollte, dann im Fernsehen eine Sendung moderieren.

Schnell packte ich meinen Kram zusammen, bedankte mich bei der Crew und der Jury und stürmte im Sauseschritt aus dem Studio. Tschüss und auf Nimmerwiedersehen!

Als drei Tage später jemand vom Fernsehen anrief, blieb ich gelassen. Ich wusste ja, was kommen würde: eine freundliche Absage.

»Sie waren offensichtlich sehr aufgeregt«, sagte der nette Herr am anderen Ende der Leitung. Gut erkannt! »Aber wir finden, Sie sind sehr telegen, und außerdem verfügen Sie über das gewisse Etwas.« Ich? Wirklich? »Wir möchten Ihnen gerne eine Stelle als Redaktorin/Moderatorin beim Morgenfernsehen anbieten.«

Ich war fassungslos. Waren diese Leute blind und taub? Mein Auftritt war unterirdisch schlecht gewesen, daran bestand kein Zweifel.

»Überlegen Sie sich bitte unser Angebot. Wir würden uns sehr freuen, wenn Sie Mitglied unseres Teams würden.«

Ich war wie vom Donner gerührt. Die Bürokollegen hatten die Unterhaltung mitbekommen und versammelten sich vor meinem Pult. »Was ist los?«, fragten alle durcheinander, und ich fasste die Situation in wenigen Worten zusammen: »Sie wollen mich.« »Du wirst ein Fernsehstar!«, brüllte unsere Volontärin, und meine Lieblingskollegin umarmte mich. »Glückwunsch«, flüsterte sie in mein Ohr. »Du bist die Beste!«

Alle freuten sich für mich, nur ich wusste nicht mehr ein und aus. Natürlich fühlte ich mich geschmeichelt, denn wer hört nicht gern, dass er über »das gewisse Etwas« verfüge. Aber ich traute mir diese Aufgabe nicht wirklich zu.

Dutzende von Malen fragte ich mich: Sollte ich diese, vielleicht einmalige Chance, nutzen? Mein Kopf sagte: Ja, mach es. Wenn sie dir das zutrauen, kannst du es auch!

Mein Herz sagte: Nie und nimmer. Du hast doch gesehen und gespürt, dass dir dieses Exponiertsein nicht behagt. Und was ist mit deinen Panikattacken? Was, wenn dich mitten in einer Sendung eine befällt? Das war die wichtigste Frage. Natürlich hatte ich in den letzten Jahren gelernt, mit der Angst zu leben, aber vor der Kamera und Tausenden Zuschauern konnte man nichts verstecken.

Der Kopf siegte, vielleicht weil ich meinem Umfeld gefallen wollte. Ich war gerade frisch verliebt und versuchte, meinem Lover zu imponieren. Oder es war Ehrgeiz und die Tatsache, bis jetzt jede berufliche Herausforderung angenommen zu haben. Vielleicht wollte ich mir auch einfach beweisen, Herrin meiner Ängste zu sein oder zumindest nicht von ihnen gegängelt zu werden.

Ich begann meinen Job beim Fernsehen an einem trüben Novembertag. Nach viermonatiger Ausbildung trat ich an einem Donnerstagmorgen im März zum ersten Mal live vor die Kamera. Ich würde, zusammen mit einem Co-Moderator, eine Morgensendung präsentieren.

Mein Lampenfieber war nicht zu toppen. Schon mehrere Nächte vorher konnte ich nicht schlafen. Ich trieb alle zum Wahnsinn, meine Eltern und Freunde hörten nur den einen Satz: »Ich kann das nicht!«

Erstaunlicherweise blieben alle um mich herum freundlich und verständnisvoll, und das half mir auch, die erste Sendung mehr schlecht als recht über die Bühne zu bringen. Als ich in die Garderobe kam, stand dort ein riesiger Rosenstrauß von meinen ehemaligen Bürokollegen mit einem Kärtchen, auf dem geschrieben stand: »We love you!«

Die Fernseharbeit machte Spaß. Mir gefiel es, mich in neue Themengebiete einzuarbeiten, interessante Leute kennen zu lernen und flexibel auf ungewohnte Situationen zu reagieren. Aber es war auch nervenaufreibend. Vor allem die Live-Sendungen, die keine Patzer vertrugen, waren belastend. Ich begann, vor jeder Sendung eine Beruhigungstablette zu schlucken. Eine Kollegin, der ich mich anvertraut hatte, sagte, dass viele Leute, die vor der Kamera arbeiteten, Medikamente nähmen. Einer davon, ein bekannter und beliebter Moderator, werfe vor jedem Auftritt Betablocker ein, damit seine Hände nicht zitterten. Das beruhigte mich ein bisschen. Wenn ein solcher Profi eine kleine Unterstützung brauchte, dann würde sie mir auch nicht schaden. Außerdem gab es viele Kollegen, die zur Auflockerung gerne mal das eine oder andere Gläschen tranken, was ich nie tat.

Zurück zum Astrologie-Talk: Das Interview mit dem Comedian verlief gut. Er nahm mich weder auseinander, noch fraß er mich auf. Im Gegenteil. Er machte Witze, ich parierte schlagfertig. Fast vergaß ich, dass ich in einer

Live-Sendung saß. Als ich danach das Studio verließ, hörte ich jemanden sagen: »Der war nur so zahm, weil er Mitleid mit ihr hatte.«

Mitleid? Ich konnte nicht glauben, was ich da hörte. Das Gespräch war gut verlaufen, warum musste ich bedauert werden? Statt über die Eifersüchteleien zu lachen, zerfleischte ich mich selbst. Vielleicht war ich doch nicht so gut, wie ich dachte? Hatten die Kollegen etwa die Angst bemerkt, die ich vor dem Auftritt gehabt hatte? Die gute Laune war im Nu verflogen.

Jahre später, ich arbeitete nicht mehr beim Fernsehen, erzählte mir der Comedian, er habe sich während des Interviews »sauwohl« gefühlt und sei der Überzeugung gewesen, ich sei ein echtes Moderationstalent. Hätte er mir das doch bloß nach unserem Gespräch gesagt!

Die Diskrepanz zwischen der Arbeit, die ich liebte, und dem Lampenfieber wurde immer größer. Vor Live-Sendungen war ich schlaflos, nach der Arbeit war ich erschöpft. Ich beneidete die Kollegen, die ihre Sendungen aufzeichnen konnten; das konnte ich nur selten. Bei Aufzeichnungen war ich zwar ebenfalls nervös, aber in normalem Rahmen. Nur der Druck des Live-Sendens löste Panik aus.

Mein Privatleben erschwerte die Situation zusätzlich. Ich war mit einem Mann zusammen, den ich definitiv mehr liebte als er mich. Ich war davon überzeugt, dass er meine große Liebe war. Im Nachhinein musste ich feststellen, dass ich für ihn nur eine Affäre gewesen war. Immer wenn ich ihn auf sein mangelndes Engagement ansprach – ich war es, die die Beziehung am Laufen hielt –, sagte er bloß: »Es gibt da einen Knoten zwischen uns, den ich nicht lösen kann.« Ich versuchte natürlich auf alle Arten, diesen ominösen Knoten zu lösen, aber je mehr ich analysierte und versuchte, ihm alles recht zu machen, desto mehr zog er sich zurück. Eine solche Beziehung hatte ich zuvor noch nie erlebt. Nach besonders beglückenden Abenden und Nächten konnte ich sicher sein, dass ich nichts mehr von ihm hören würde. Je inniger ein Treffen war, desto distanzierter verhielt er sich in der Folge. Als ich ihm sein Verhalten vorwarf, sagte er nur: »Du bist wie die Medusa, die einen mit ihrer Leidenschaft ins Verderben zieht«. Ein nicht wirklich schmeichelhafter Vergleich.

Er löste den Knoten dann auf seine Weise, indem er mich mit einer anderen Frau betrog. Als ich das erfuhr, brach für mich eine Welt zusammen. Eine Kollegin hatte mir die Botschaft am Abend vor meiner Donnerstagssendung überbracht. Ich konnte nicht glauben, was sie mir berichtete, aber als ich ihn weinend am Telefon mit den Vorwürfen konfrontierte, gab er schnell zu, untreu gewesen zu sein. Da er allerdings der Ansicht war, dass wir nicht fest zusammen seien, könne man ja auch nicht von klassischer Untreue reden. Klassisch oder nicht: Er brach mir das Herz.

Fünf Stunden später klingelte bereits der Wecker. Ich kam kaum aus dem Bett, so elend fühlte ich mich, war aber viel zu stolz, um mich krankzumelden. Ich hatte in den anderthalb Jahren, die ich jetzt beim Fernsehen war, keinen Tag krankheitshalber gefehlt.

Die Maskenbildnerin versuchte ihr Bestes. Das Resultat war nicht wirklich überzeugend, ich hatte das Gefühl, ein Zombie blicke mich aus dem Spiegel an. Ich zog mich um, als wäre ich ein Roboter, der seine Aufgaben zu erledigen hat. Während des Ankleidens spürte ich plötzlich, wie sich der Raum um mich drehte. Blitzartig spürte ich Panik aufsteigen. Ich hatte gerade noch dreißig Minuten bis zu meinem Auftritt, ich musste einfach durchhalten trotz butterweicher Beine und Karussell im Kopf. Mit letzter Kraft versuchte ich den Gang zur Toilette. Doch da wurde die Welt schon schwarz, und ich kollabierte.

Irgendwann hörte ich aufgeregte Stimmen: »Was ist mit ihr los?« »Sie ist umgekippt!« »Ist sie schwanger?«

Eine Kollegin fächelte mir frische Luft zu. Ich versuchte aufzustehen, es gelang mir nicht. In aller Eile entschied mein Chef, dass einer meiner Kollegen für mich einspringen musste. Ich schämte mich zu Tode und fühlte mich total unprofessionell. Nicht auszudenken, was passiert wäre, wenn ich diesen Zusammenbruch vor laufender Kamera gehabt hätte. Einmal mehr hatte die Panik gesiegt.

Später fuhr mich jemand nach Hause. Allerdings ging ich nicht in meine Wohnung; ich konnte jetzt nicht allein sein. Ich schlüpfte bei meinen Eltern unter, legte mich ins alte Kinderzimmer und stand zwei Wochen lang nicht mehr auf. Mutter brachte das Essen ans Bett, ich nahm ein paar Bissen und schlief weiter.

Ich war auf Tauchstation gegangen. Ich wollte niemanden sehen, mit niemandem reden. Ich reagierte weder auf Anrufe noch auf Besuche. Ich weinte und schlief. Schlief und weinte.

Eines Morgens wachte ich auf und wusste: Es ist gut. Ich spürte eine neue, unbekannte Kraft in mir: Kein Liebhaber und keine Panikattacke würden mich noch einmal in die Knie zwingen! Ich stand auf und stellte mich unter die Dusche. Mutter pries Gott ob der wiederauferstandenen Tochter. Vater nahm mich fest in den Arm und sagte: »Kein Mann der Welt ist es wert, dass man sich für ihn aufgibt.« Am Nachmittag ging ich in die Stadt und kaufte ein Paar neue Schuhe. High Heels mit schwindelerregend hohen Absätzen. Das Leben hatte mich wieder.

Ich ging auch wieder zur Arbeit. Ganze acht Kilo leichter. Die meisten Kollegen empfingen mich mit offenen Armen. Natürlich hatte es Gerüchte wegen meiner Abwesenheit gegeben, aber niemand machte deswegen ein Theater. Und niemand hatte der Presse meinen Zusammenbruch gesteckt.

Mein Chef wollte nur wissen: »Sind Sie wieder fit?« Als ich Ja sagte, antwortete er trocken: »Welcome back.«

Ich blieb zwei weitere Jahre beim Fernsehen und hatte noch manches Mal Lampenfieber. Aber Panik und ein weiterer Kollaps blieben aus. Ich hatte es denn auch satt, mich von der Angst dominieren zu lassen.

Dieser Wille half mir im Kampf gegen die Panik generell. Zwar hatte ich die Schlacht noch nicht gewonnen, aber immerhin einen Teilsieg errungen. Das Fernsehen verließ ich wegen eines neuen tollen Job-Angebotes und nicht, weil ich gescheitert war.

Der »Medusenmann« und ich sind heute wieder befreundet. Unsere Wege haben sich viele Jahre später wieder gekreuzt, und wir konnten Vergangenes überwinden. Was mich diese Geschichte lehrte: Mit manchen Männern ist es gesünder, eine Freundschaft zu pflegen, als ein Verhältnis zu haben.

Top Ten
der Prominenten, die unter Panikattacken leiden oder litten

1 *Kim Basinger: Nach ihrer ersten Panikattacke mit Mitte zwanzig konnte die Schauspielerin ihr Haus während vier Monaten nicht verlassen. Eine zweite Krise erlebte sie kurz vor ihrem Oscar 1997.*

2 *Winona Ryder: Die Schauspielerin litt bereits als Jugendliche unter Panikattacken und Depressionen. Mit neunzehn Jahren glaubte sie, »verrückt« zu werden. Sie verdankt ihre Heilung einer jahrelangen Therapie.*

3 *Nicole Kidman: 2002 erzählte die Schauspielerin in einem Interview mit der »Vogue«, dass sie bei Filmpremieren mit Panikattacken zu kämpfen habe. »Ich gerate in Panik, wenn die Kamera auf mich gerichtet ist. Meine Hände beginnen zu zittern, und ich habe Atemprobleme.«*

4 *Dustin Hoffman: Der »Rain Man«-Star unterbrach 1999 seine Karriere wegen Panikattacken. Erst 2002 war er wieder fähig zu arbeiten.*

5 *Michael Jackson: Randy Taraborrelli, Autor einer Jackson-Biografie, sagte in der »Larry King«-Show vom 6. Juni 2005, dass der Popstar an Panikattacken gelitten habe und deswegen hospitalisiert wurde.*

6 *Madonna: Bei Auftritten vor einem Massenpublikum kämpft sie auf der Bühne mit Panikattacken. »Meine Angst besteht darin, dass jeder mir im Raum die Luft wegatmet«, sagte sie der Zeitschrift »Amica«.*

7 *Bushido: Der deutsche Skandalrapper erzählte in der TV-Show von Johannes B. Kerner, dass er im Winter 2007 mit Panikattacken im Bett gelegen habe. »Nur in Shorts bin ich auf die Terrasse, damit mich die Kälte ablenkt.« Von einer Psychologin habe er sich die Bestätigung geholt, dass er nicht verrückt sei.*

8 *Frank Schätzing: Der Bestseller-Autor litt unter starker Flugangst. Acht Jahre lang habe er sich darum in kein Flugzeug mehr gesetzt. 2007 besiegte er seinen »inneren Schweinehund« und flog nach Oslo.*

9 *Pete Wentz: Der Bassist und Songwriter der US-Rockband Fall Out Boy gestand gegenüber dem »Playboy«, dass er in der Öffentlichkeit oft von Panikattacken übermannt werde und darum regelmäßig Beruhigungstabletten schlucke.*

10 *Claudia Schiffer: Das Topmodel leidet seit der Geburt ihrer Kinder unter Flugangst.*

Weitere Promis mit einem Angstproblem:

> *David Beckham, David Bowie, Charlotte Brontë, Barbara Bush, Nicolas Cage, Naomi Campbell, Ray Charles, Cher, Winston Churchill, Eric Clapton, Sheryl Crow, Johnny Depp, Emily Dickinson, Linda Evangelista, Sally Field, Aretha Franklin, Sigmund Freud, Tommy Haas, Anthony Hopkins, Scarlett Johansson, Naomi Judd, Courtney Love, Alanis Morissette, Edvard Munch, Sir Isaac Newton, Burt Reynolds, Sam Shepard, Carly Simon, Sissy Spacek, John Steinbeck*
> *(Quelle: Angst- und Panikhilfe Schweiz)*

Bonnie & Clyde

Und dann trat Hanspeter in mein Leben.

Das erste Mal sahen wir uns bei einem Essen, das für die Redaktion und den Verlag eines neuen Nachrichtenmagazins organisiert wurde, das im Frühling herauskommen sollte. Als Leiterin des Ressorts Gesellschaft sollte ich an diesem Abend meine neuen Kolleginnen und Kollegen kennen lernen.

Es war Anfang Januar, draußen war alles tief verschneit. Vermummt wie ein Michelin-Männchen, betrat ich den großen, festlich geschmückten Raum, in dem das Fest stattfinden würde. Ich kannte keine Menschenseele und fühlte mich dementsprechend unsicher. An den langen Holztischen hatten schon einige Leute Platz genommen, die ersten Rotweinflaschen wurden geöffnet. Ich schälte mich aus meinen Hüllen, fasste mir ein Herz und setzte mich an einen freien Platz.

»Ich bin Hanspeter«, sagte der Mann vis-à-vis und reichte mir die Hand. Ich sah in ein Paar warme, dunkelbraune Augen. Wie sich herausstellte war Hanspeter der Kulturchef. Ein guter Anfang, dachte ich mir. Er war mir auf Anhieb sympathisch.

Die Stimmung war ausgelassen, fast aufgekratzt. Wir alle waren äußerst erwartungsvoll, was das neue Projekt betraf. Das aufgebaute Buffet war üppig, die Gespräche locker, ich unterhielt mich gut – und immer wieder spürte ich den Blick von Hanspeters Augen auf mir ruhen. Ein Blick, den ich nicht genau deuten konnte, aufmerksam, liebenswürdig, mit einer Spur Spott. Machte sich Hanspeter etwa über mich lustig? Dachte er vielleicht, ich sei zu jung für meinen neuen Job? Wie so oft machte ich mir zu viele Gedanken über andere. Als ich ihn später fragte, wie er das erste Kennenlernen empfunden habe, sagte er nur: »Du hast mir gefallen.«

Dieser schlichte Satz sagt vieles über Hanspeter aus. Er war und ist kein Mann großer gesprochener Worte, was für einen Journalisten nicht gerade üblich ist. Er handelt lieber, als dass er spricht. Jegliches Imponiergehabe verabscheut er. So lernte ich ihn kennen, und so ist er auch heute noch.

Die neue Arbeitsstelle forderte mich sehr. Ich war jünger und unerfahrener als die meisten anderen und zweifelte oft an mir, aber ich genoss es auch, mit einigen der besten Journalisten der Schweiz ein Magazin zu machen.

Manchen stressigen Abend ließen Hanspeter und ich bei einem Glas Wein ausklingen. Zuerst waren wir immer mit einer Gruppe von Kollegen unterwegs gewesen, aber nach und nach merkten wir, dass wir uns am liebsten zu zweit unterhielten.

Natürlich war mir inzwischen durchaus bewusst, dass ich Hanspeter gefiel. Aber wir beide waren in festen Beziehungen und hatten unsere Grundsätze, was diesen Status betraf. Doch einem Flirt waren wir beide nicht abgeneigt, und so lag immer ein gewisser Zauber in der Luft, wenn wir zusammen waren.

Oft dachte ich dann: Genau so wie Hanspeter muss ein Mann sein; cool und überlegen, ohne Arroganz und Zynismus, warmherzig, intelligent und humorvoll – mit einer großen Portion Charme. Der Mann, der ausschließlich Schwarz trug, war äußerst aufmerksam und achtete auf jedes Detail, was mich betraf. Er erkannte mit Sperberblick, wenn ich zum Beispiel ein neues Outfit trug, machte mir Komplimente, aber nie auf die billige Tour. Aber in erster Linie war er einfach ein toller Kollege und Mann, mit dem ich über vieles reden konnte.

Dann zerbrach die Beziehung mit meinem damaligen Freund. Wir waren nicht lange zusammen gewesen, aber Verluste waren für mich immer bitter. Ich tröstete mich mit einer leidenschaftlichen Affäre, die aber aus verschiedenen Gründen keine Zukunft hatte. Obwohl ich lichterloh für diesen Mann brannte, ging es mir nicht gut. In dieser Zeit war ich oft aufgewühlt, sprichwörtlich himmelhoch jauchzend – zu Tode betrübt. Und natürlich, wie immer in belastenden Situationen, hatte ich wieder meine Panikattacken. Doch darüber und über meine Männergeschichten schwieg ich mich bei Hanspeter aus. Bei aller Sympathie gab es Themen, die ich mit ihm nicht besprechen wollte.

Auch er sprach wenig über seine langjährige Partnerin. Wir hatten uns auch sonst mehr als genug zu erzählen. Wir lieben beide Filme, Musik und Bücher, essen und trinken gerne – Hanspeter ist ein hervorragender Koch –, es gab also viele Gemeinsamkeiten.

Eines Abends fragte er mich: »Was möchtest du noch alles machen in deinem Leben?« Diese Frage führte dazu, dass wir je eine Liste mit hundert Vorhaben schrieben und uns versprachen, die eigene Liste dem anderen in einem Jahr zu überreichen, um dann zu schauen, was wir von den aufgeführten Plänen im letzten Jahr verwirklicht hatten.

Ich fand das eine ziemlich romantische Angelegenheit. Dies und andere kleine Gesten – Hanspeter legte mir jeweils am Morgen einen Zettel oder eine Postkarte mit guten Wünschen für den Tag aufs Pult – führte dazu, dass sich mein Herz immer mehr für ihn erwärmte. Ihm schien es gleich zu gehen, und so verbrachten wir immer mehr Zeit zusammen, gingen gemeinsam essen oder besuchten Konzerte. Eines Abends küsste er mich zum ersten Mal. Und in diesem Moment wusste ich: Was jetzt beginnt, wird etwas ganz Besonderes sein.

Ich beendete meine Affäre, Hanspeter trennte sich von seiner Partnerin und begann, auf altmodische Weise um mich zu werben. Wir waren jetzt nicht mehr nur Kollegen, sondern Verliebte. Er schrieb mir zauberhafte Liebesbriefe und -mails, kaufte wöchentlich auf dem Markt Dutzende roter Baccara-Rosen, für die er in meinem Büro den Papierkorb als Vase zweckentfremdete. Dies machte er ohne Verlegenheit oder Angst, dass sich die Kollegen über ihn lustig machen könnten.

Die Selbstverständlichkeit dieser Gesten imponierte mir. Besonders weil ich wusste, wie wichtig ihm Privatsphäre war. Eigentlich ist er ein durch und durch zurückhaltender Mann. Doch in meinem Fall bekannte er Farbe.

Natürlich tratschten die Kollegen, aber auf eine freundliche, fast schon bewundernde Art. Vielen imponierte, wie sich der sonst so zurückhaltende Hanspeter engagierte.

Eigentlich wollte ich nie eine Beziehung am Arbeitsplatz eingehen. Aber nun war es passiert. Ich machte mir Sorgen. Würde es unserer Karriere schaden? Es ergaben sich jedoch keine Probleme, denn wir standen in keinem Abhängigkeitsverhältnis, und jeder hatte sein eigenes Aufgabengebiet, in dem er autonom wirkte. Und dadurch, dass wir offen zu unserer Liebe standen, gab es bald nichts mehr zu klatschen.

Nach einigen Monaten, wir waren jetzt auch offiziell ein Paar, übermannte mich eines Nachts im Schlaf die Panik. Es war das erste Mal seit längerer Zeit, dass ich eine Attacke hatte. Ich wachte schweißgebadet auf, stürzte ins Badezimmer und verschloss die Tür. Hanspeter sollte mich nicht als zitterndes Etwas erleben. Wie immer war der Spuk nach wenigen Minuten zu Ende. Ich wusch mein Gesicht mit kaltem Wasser und war jetzt bereit, ihn in mein Geheimnis einzuweihen, das ich nur mit wenigen Menschen teilte.

Hanspeter hatte noch nie etwas von Panikattacken gehört. Er war sehr erstaunt, dass ich darunter litt, hatte er doch in den ganzen Monaten während unseres Zusammenseins nie etwas davon bemerkt.

Er stellte nicht viele Fragen, bedrängte mich nicht. Er sagte bloß: »Das nächste Mal, wenn du Panik hast, springst du nicht mehr weg, dann halte ich dich in meinen Armen.«

Inzwischen sind die Jahre ins Land gegangen. Wir sind seit über fünfzehn Jahren ein Paar, unverheiratet, aber ganz klar ist Hanspeter »mein Mann«, und ich bin »seine Frau«. Ich bin auch heute noch überzeugt, den besten Partner gefunden zu haben, den ich mir vorstellen kann, auch wenn unsere Beziehung schwierige Zeiten erlebt hat. Aber irgendwie sind wir unzertrennlich miteinander verbunden.

»Ihr seid ein bisschen wie Bonnie und Clyde«, sagte meine Freundin Stephanie kürzlich, »partners in crime«.

Kein schlechter Vergleich, auch wenn es mir etwas übertrieben scheint, mit einem legendären (Film-)Paar verglichen zu werden. Wir haben in unserer langjährigen Beziehung zwar keine Bank ausgeraubt, auch wenn manchmal der Kontostand dazu Anlass gegeben hätte, aber wir haben so manches Abenteuer zusammen bestanden – inklusive meiner Panikattacken.

PS: Letzthin sind mir unsere alten Listen in die Hand gefallen. Bei Punkt eins unter den »to does« stand bei Hanspeter: »Silvia küssen«.

Wie cool ist das denn?

Hanspeters Sicht der Dinge

»Dann vernahm ich ein Geräusch wie von rauschendem Wasser oder wildem Flügelschlagen, alles schien seine Farben zu verlieren, und ich wusste, wenn ich nicht sofort aus diesem Raum, aus diesem Zimmer hinauskam, würde ich sterben.« Ich lese gerade einen Krimi des nordirischen Autors Brian McGilloway, in dem die Hauptfigur, Inspektor Benedict Devlin, unvermittelt von heftigen Panikattacken heimgesucht wird.* Seit ich mit Silvia zusammen bin, weiß ich genau, wovon hier die Rede ist. Denn ihre gelegentlichen Panikattacken gehören zu unserem gemeinsamen Alltag. Ich habe das Gefühl, sie seien in den vergangenen Jahren seltener geworden, und Silvia kann damit auch einfacher umgehen als noch am Anfang unserer Beziehung. Aber sie gehören zu Silvias Leben und damit auch zu meinem.

Als Silvia mir zum ersten Mal von ihren Panikattacken erzählte, kam das für mich nicht ganz so überraschend, wie sie vielleicht meinte. Es hatte schon vorher immer mal wieder Situationen gegeben, in denen mir ihr Verhalten

* Brian McGilloway, »Galgenweg« (»Gallows Lane«), aus dem Englischen von Alice Jakubeit. 2013, DuMont Buchverlag, Köln.

aufgefallen war. Ihre übliche Lockerheit verschwand dann, sie schien sich irgendwie zu verkrampfen. Und oft zog sie sich dann zurück, begab sich beispielsweise zur Toilette. Auffallen tat und tut das aber nur Menschen, die sie sehr gut kennen oder sehr aufmerksam beobachten. Auf Nachfragen beteuerte sie immer, sie habe kein Problem, es gehe ihr gut. Auch wenn es gar nicht danach aussah. Aber ich wollte nicht zu sehr insistieren; ich war sicher, dass sie mit mir darüber reden würde, wenn für sie der richtige Zeitpunkt dafür gekommen wäre.

Gesundheitliche Probleme jeglicher Art gehörten offen gestanden nie zu den Themen, mit welchen ich mich gerne beschäftigte, auch entsprechende Beiträge in Zeitschriften und Zeitungen pflegte ich früher ungelesen zu überblättern. Kein Wunder also, dass ich noch nie von Panikattacken gehört hatte, bis mir Silvia zum ersten Mal davon erzählte. Wie man hier ja sieht, weiß sie nicht nur viel darüber, sondern kann alles auch sehr anschaulich und eindrücklich schildern. So kapierte ich trotz meiner allgemeinen Ignoranz solchen Themen gegenüber ganz gut, um was es geht.

Aber natürlich versuchte ich noch einige Zeit, Silvia während einer Panikattacke mit allerhand untauglichen Ratschlägen beizustehen. »Beruhige dich doch!«, sagte ich etwa. »Es passiert dir nichts.« Ich empfahl, »ganz ruhig« ein- und auszuatmen. Oder gar ganz langsam von eins bis hundert zu zählen oder – noch besser – rückwärts von hundert bis eins. Einfach, was ich im Moment für beruhigend hielt. Aber ich merkte bald, dass solche Ratschläge überhaupt nichts bringen. Im Gegenteil – ich hielt besser den Mund. Denn wenn ich mich selbst von der Unruhe und Unsicherheit anstecken ließ, war ich sicher gar keine Hilfe mehr.

Ich musste erkennen: Ich kann nichts dagegen tun, wenn Silvia von einer Attacke erfasst wird. Das Einzige, was ich tun kann, ist: einfach da sein, ruhig bleiben, ihr die Hand halten, wenn sie es denn im Moment mag – und nicht beleidigt sein, wenn sie gar nichts von mir will.

Natürlich ist es nicht immer ganz einfach, die Ruhe zu bewahren. Denn die Attacken überfallen Silvia ja in der Regel nicht, wenn wir gemütlich zu Hause auf dem Sofa sitzen und unsere Hunde kraulen, sondern eher in besonderen Situationen. Als etwa bei meinem alten Schlitten, mitten im Gotthardtunnel der Motor aussetzte, ging schon mein eigener Puls so sehr in die Höhe, dass ich mich nicht um die von einer Attacke heimgesuchte Beifahrerin kümmern konnte. Bin ich selbst entspannt, kann ich besser damit umgehen – auch wenn dadurch schon mal meine Pläne durchkreuzt werden. Zum Beispiel wenn die Panik zuschlägt, kaum hat das Konzert begonnen, auf das ich schon so lange gewartet hatte. Oder auf der Autofahrt durch eine für mich faszinierende Landschaft, bei der ich mich auf den See ganz zuhinterst im Tal freute. Oder in einem guten Restaurant, bevor mir der verlockende Nachtisch serviert wird. Wer mich kennt, weiß, was mir ein gutes Dessert bedeutet. Aber was ist schon ein Typ mit der Klampfe, was bringt mir ein abgelegener Alpsee, wie schmeckt mir eine Süßspeise, wenn es der Liebsten nicht gut geht?

Top Ten
der Sätze, die man während einer Panikattacke nicht hören will

1 *Ist dir nicht gut? / Warum bist du so blass? / Wieso zitterst du so?*

2 *Meine Großmutter/Mutter/Tante hat auch so komische Anfälle.*

3 *Reiß dich doch ein bisschen zusammen!*

4 *Nein, der Film / das Konzert hat keine Pause.*

5 *Panikattacke, was ist das überhaupt?*

6 *Schluck doch einfach eine Tablette.*

7 *Beruhige dich doch!*

8 *Nein, wir fahren jetzt nicht ins Spital.*

9 *Trink doch einfach einen Schnaps!*

10 *Muss man mit so was nicht in eine Klinik?*

Keine Angst vor dem Fliegen

Seine Augen waren blau. So blau … Und ich wünschte mir nichts sehnlicher, als in ihnen zu versinken. Leo hatte mich umgehauen, und das im wahrsten Sinn des Wortes. Nein, für einmal war ich nicht im falschen Film. Dieser Film fühlte sich richtig an. Im Hintergrund erklang zart schmelzende Geigenmusik.

Er beugte sich über mich und fragte mit samtiger Stimme: »Are you alright?«

»Yes«, hauchte ich in hoffnungsvoller Erwartung auf eine Fortsetzung der Szene …

Gute drei Stunden zuvor saß ich im Fond eines Londoner Taxis, dessen indischer Fahrer wie ein Irrer durch die Straßen brauste. Mir war schlecht, doch der Zeitpunkt für eine Unpässlichkeit war denkbar ungünstig: Ich würde in Kürze Leonardo DiCaprio zu einem Interview treffen. Der Star war in der Stadt, um seinen neuen Film »The Aviator« zu promoten, und empfing Journalisten im edlen Savoy Hotel.

Die Ehre, das Interview führen zu dürfen, war mir kurzfristig zuteil geworden, weil ein Kollege am Vortag mit Grippe ins Bett musste. Zwar hasse ich Fliegen, aber ich liebe Leo. Ich unterdrückte einen kleinen Jubelschrei und meinte so cool wie möglich: »Ja klar, mach ich.«

Den Rest des Nachmittags verbrachte ich damit, Hanspeter, Freunden und Familie die sensationellen News mitzuteilen und mir vor meinem geistigen Auge meine Garderobe zusammenzustellen, die ich während des Interviews tragen würde. Ich entschied mich für ein rotes Kleid. Damit würde ich in der Journalistenmeute sicher nicht untergehen. Am Abend fläzte ich mich vor den Fernseher und sah Leo zum hundertsten Mal in den Tiefen des Ozeans versinken.

Am nächsten Morgen am Flughafen war meine Euphorie bereits etwas verflogen. Ich fliege nicht gern. Dieses Ausgeliefertsein in einem stählernen Vogel bringt mich jedes Mal an meine Grenzen. Am schlimmsten allerdings ist es, allein zu fliegen. Wenn niemand beruhigend meine Hand hält, beginne ich ohne Punkt und Komma zu reden. So unangenehm diese Quasselei für die Sitznachbarn sein mag, so hilfreich ist sie für mich. Während ich spreche, habe ich nämlich keine Zeit, mir Sorgen zu machen.

Aber an diesem Tag saß ich allein in einer Dreierreihe, weit und breit niemand, den ich volltexten konnte.

Es vergingen keine zehn Sekunden, und die Panik rückte im Eiltempo an. Mein Herz fing an zu rasen, die Luft wurde knapp, mein einziger Gedanke: Bloß weg von hier!

Ich schnappte Mantel und Handtasche und sagte zu der vorübereilenden Flugbegleiterin: »Ich muss hier raus!«

Sie reagierte mit stoischer Ruhe: »Das ist leider nicht möglich, die Türen sind bereits geschlossen.«

Der Anblick der geschlossenen Tür steigerte meine Panik zusätzlich: »Bitte«, krächzte ich, »ich muss hier raus oder …«

Sie winkte einen Kollegen herbei, der sich neben mich setzte und meine Hand ergriff.

»Ich bin Jens, und ich bleibe neben Ihnen sitzen, bis wir oben sind«, sagte er beruhigend. »Sie dürfen meine Hand drücken, bis sie blau ist.«

Okay, Jens war ganz sympathisch und gut aussehend dazu. Für einen Moment ließ die Panik nach. Als die Maschine startete, war ich allerdings so aufgeregt, dass ich mit zitternden Fingern die Kotztüte suchte. Gottlob brauchte ich sie nicht.

Wie ich den Flug überstand, weiß ich nicht mehr. Die Erinnerung ist wie im Nebel. Was mir hingegen geblieben ist, sind die Worte des Piloten bei der Landung.

»Meine Damen und Herren, ich hoffe, Sie hatten einen guten Flug. Das hoffe ich vor allem für die Passagierin auf Sitz 34 B, die uns bereits vor dem Abflug verlassen wollte.«

Ich bekam Applaus und das ermunternde Kopfnicken fast aller Reisenden, die an meinem Sitz vorbeigingen.

Inzwischen hatte ich mich wieder gefasst und erzählte Jens von meinem »Date« mit Leo. Er schien beeindruckt, dürfte sich insgeheim jedoch gefragt haben, wie man einen solchen »Psycho« auf einen Superstar loslassen konnte.

Im »Savoy« führte mich eine nette Dame in einen Vorraum, wo bereits über dreißig Journalisten warteten. Es herrschte ein aufgeregtes Stimmen- und Sprachengewirr wie in einer UNO-Vollversammlung. Wir wurden in Gruppen zu jeweils sieben Journalisten aufgeteilt. Jede Gruppe bekam zwanzig Minuten Zeit für das Interview. Sieben Journalisten und zwanzig Minuten? Das würde knapp werden. In Gedanken ging ich nochmals alle Fragen durch, die ich Leo stellen wollte – und natürlich auch solche, die ich nicht stellen durfte, etwa: »Wie läuft es denn so in Ihrer Beziehung mit Gisele?«

Wir warteten. Eine halbe Stunde. Drei viertel Stunden. Ich hatte den ganzen Tag noch nichts gegessen und fühlte mich ziemlich flau. Die Stimmung wurde gereizt, ein österreichischer Kollege moserte: »Typisch, je größer der Star, desto länger muass mer worten.«

Wir bekamen einen Becher Tee serviert, eine üble Brühe, die ihren Namen nicht verdiente, sowie ein paar zerquetschte Sandwichs.

Eine weitere Pressedame trat auf: »Mister DiCaprio's flight is delayed.« Wir hätten uns auf eine weitere Wartestunde einzustellen. Sogar die beiden putzigen Koreanerinnen, die nonstop kichernd die Köpfe zusammengesteckt hatten, zogen missmutige Schnuten.

Ich verfiel in eine Art Dämmerschlaf und schreckte erst hoch, als unsere Gruppe plötzlich aufgerufen wurde.

Dann ging alles ganz schnell. Wie eine Viehherde wurden wir in ein kleines, stickiges Zimmer getrieben, dessen einziges Fenster von schweren, dunklen Samtvorhängen verdeckt war. Der Raum war binnen kurzem proppenvoll, doch es kamen immer mehr Journalisten. Sieben hätten es sein sollen, jetzt waren es rund fünfundzwanzig, die dicht gedrängt neben- und hintereinander standen. Wahrscheinlich hatte man wegen der Verspätung ein paar Gruppen zusammengelegt.

Die wenigen Stühle waren belegt, es blieb mir nichts anderes übrig, als mich neben die zwei Koreanerinnen zu stellen, die wieder mit ihrer Kicherkommunikation begonnen hatten. Der österreichische Kollege hatte mehr Glück gehabt. Er belegte mit seiner Leibesfülle beinahe zwei Stühle.

Wie immer in engen Räumen ohne Fluchtweg fühlte ich mich unwohl. Doch jetzt das Zimmer zu verlassen, war unmöglich. Gleich würde Leo eintreffen.

Ich versuchte, ruhig und tief zu atmen und mich der Vorfreude hinzugeben, doch es wollte mir nicht gelingen. Mein Magen krampfte sich zusammen, mir schwindelte, der Boden bewegte sich auf und ab. Ich fühlte mich wie auf einem schlingernden Schiff. »Titanic«, ich komme!

Und dann war sie plötzlich da. Die Panik, das wilde Tier, das mich hier vor allen packte und bei lebendigem Leibe verschlang. Und genau in diesem Moment kamen Leonardo DiCaprio und die weibliche Hauptdarstellerin aus »The Aviator«, Kate Beckinsale, ins Zimmer.

Der ist wirklich groß, dachte ich noch, dann schwanden mir die Sinne, und ich verlor für einen Moment das Bewusstsein. Das lange Stehen, die Enge und die Aufregung hatten ihren Tribut gefordert.

Als ich wieder zu mir kam, lag ich quer auf drei Stühlen und blickte in zwei blitzblaue Augen. War das der Himmel?

»Are you alright?«, fragte Leo sanft, der neben mir stand und auf mich herabblickte. Die Geigen, die ich eben noch gehört hatte, waren abrupt verstummt.

Schnitt.

Mühsam rappelte ich mich auf, strich mein rotes Kleid glatt und murmelte mit ebensolchem Kopf: »Yes, sorry.«

»Where do you come from?«, fragte Leo lachend.

»From Switzerland«, entgegnete ich kleinlaut.

»Ich hoffe, es geht Ihnen wieder gut«, antwortete er in perfektem Deutsch.

Ich nickte beschämt und überließ den Kollegen, die Leo mit Fragen bestürmten, das Feld.

Damals wäre ich vor Scham fast gestorben. Heute denke ich: Wer kann schon von sich behaupten, eine filmreife Szene mit Leonardo DiCaprio hingelegt zu haben?

Persona non grata

»Suchen Sie sich einen neuen Job, Frau Aeschbach, zwischen uns hat es nicht ›klick‹ gemacht.«

Bitte? Hatte ich mich verhört? Ich saß im Büro meines neuen Chefredaktors. Nach meiner Arbeit beim Nachrichtenmagazin war ich ist seit drei Jahren in leitender Stellung bei einer großen Schweizer Boulevardzeitung tätig. Und jetzt hatte ich einen neuen Chef bekommen.

Er thronte hinter einem klobigen Schreibtisch. Diese kalten, stahlblauen Augen kannte ich erst seit wenigen Tagen, denn genauso lange war er im Amt. Und der will mir kündigen, ohne Grund und Gespräch?

»Es geht nicht um Ihre Fähigkeiten«, meinte er ungerührt, »die Chemie stimmt nicht. Sorry.«

Wäre ich nicht gesessen, hätte es mich glatt umgehauen. Er redete weiter, aber ich hörte gar nicht zu. Das einzig Reale in diesem Moment war die Erkenntnis: Ich würde meinen geliebten Job verlieren, und das, »weil es zwischen uns nicht ›klick‹ gemacht« hatte.

Ich verließ das Büro, fassungslos und wie betäubt. Ich erzählte niemandem von diesem Gespräch, sondern arbeitete an diesem Nachmittag weiter, als wäre nichts geschehen. Doch meine Gedanken rasten: Dieses Unternehmen, diese Zeitung war doch mein Zuhause! Ich hatte beste Qualifikationen und Zeugnisse, war nach allen Seiten vernetzt und, wie ich immer gedacht hatte, beliebt und geschätzt bei Kollegen und Vorgesetzten. So hatte ich es jedenfalls die letzten vier Jahre erlebt. Und jetzt sollte alles zu Ende sein?

Ja.

An einem trüben Samstagnachmittag im Dezember verließen die Kollegen die Redaktion für das jährliche Weihnachtsessen, derweil ich die Schubladen meines Pultes leerte. Ich hätte noch einige Monate in meiner alten Funktion weiterarbeiten können, entschied mich jedoch dagegen. Ich wollte nicht bleiben, wo ich unerwünscht war. Zwar hatten die Kollegen und Kolleginnen geschockt auf meinen Rauswurf reagiert, einige drückten gar ihr Bedauern aus, aber der Großteil übte sich in Zurückhaltung ganz nach dem Motto: »Wenn das ihr passieren kann, dann auch mir.« Ich konnte es ihnen nicht verübeln.

»Sei nicht traurig«, sagten meine Freunde, »bald kommt ein besserer Job.« Oder: »Du hast ein so gutes Renommee, du wirst dich vor Angeboten nicht retten können.«

Doch diese Worte konnten mich nicht trösten. Ich war zutiefst verletzt ob dieser Ungerechtigkeit. Was die Situation verschlimmerte, war die Tatsache, scheinbar in Vergessenheit geraten zu sein. Tage und Wochen vergingen, Job-Angebote aber blieben aus. Ich hatte meine Ansprüche schon längst heruntergeschraubt. Es müsste keine Chefposition sein, ich wollte einfach nur arbeiten. Aber nichts geschah. Das erste Mal in meiner zwanzigjährigen Berufstätigkeit, in der es stets bergauf gegangen war, erlebte ich einen Stillstand, schlimmer noch, ein Vakuum.

Für meine ehemaligen Arbeitskollegen war ich eine Persona non grata. Nur wenige fragten nach mir, und seltsamerweise waren es die, zu denen ich früher kein besonders nahes Verhältnis gepflegt hatte. Mein engstes Arbeitsumfeld hatte mich offenbar über Nacht vergessen. In der ersten Zeit nach dem Rausschmiss flatterten zwar noch ein paar Mails ins Haus, aber bald blieben auch die aus. Je länger ich ohne Arbeit war, desto nutzloser fühlte ich mich. »Mach doch etwas«, rieten Freunde. »Schreib ein Buch«, »Treibe Sport«, »Jetzt hast du Zeit und kannst machen, was du willst«. Die gut gemeinten Ratschläge waren zahlreich, nützten mir aber allesamt nichts.

Die Depression kam schleichend. Ich begann, morgens länger im Bett zu bleiben. Die Spaziergänge mit den Hunden Jillie und Louis wurden kürzer. Alles strengte mich an, nur schon das Zähneputzen kam einem Kraftakt gleich. Mittagsschläfchen dehnten sich bis weit in den Nachmittag aus, dafür konnte ich nachts nicht mehr einschlafen und schaute bis weit nach Mitternacht fern. Auch die Essgewohnheiten waren wieder aus dem Ruder gelaufen. Ich stopfte schon morgens Schokolade in mich hinein. Süßigkeiten schienen einmal mehr die einzigen hilfreichen Trostspenderinnen zu sein. Zumindest dann, wenn ich die Waage außen vor ließ. Als ich sie nicht mehr ignorieren konnte, hatte ich fünf Kilo zugelegt – und dies in wenigen Wochen. Aus der Karrierefrau war zweifellos eine Schlampe geworden, die am liebsten den ganzen Tag im Pyjama herumlungerte und Soap-Operas guckte.

Und natürlich hatten mich meine Panikattacken wieder voll im Griff. Es gab immer mehr, vor dem ich mich ängstigte. Inzwischen hatte ich Angst vor der Angst. Angst vor der nächsten Attacke, Angst davor, keinen Job mehr zu bekommen, Angst davor, Menschen zu verlieren, die ich liebte.

Ich fühlte mich unendlich einsam, im nachtschwarzen Weltall schwebend, losgelöst von sämtlichen menschlichen Beziehungen. »Du bist viel stärker, als du denkst«, sagte meine Freundin Brigitte jeweils, wenn ich ihr von dieser Urangst erzählte. »Es ist die Vorstellung, die dich plagt, nicht die Realität«, meinte sie. Seit Wochen arbeitslos, war meine Realität auch nicht erfreulich: Ich war nicht mehr die erfolgreiche Journalistin, sondern ein verängstigtes Kind, das ununterbrochen über neuem Unheil brütete.

Gegen außen gelang es mir einigermaßen, das gewohnte Bild aufrechtzuerhalten. Hier kam mir die von Mutter eingebläute Disziplin zugute. »Es geht niemanden etwas an, wie es in dir aussieht«, war einer ihrer Lieblingssätze. Und so wusste nur das engste Umfeld, wie schlecht es mir wirklich ging.

Die Trauer und Angst wollten nicht weichen. Ein Zustand, den ich in abgeschwächter Form schon aus meiner Vergangenheit kannte. Wenn andere sich schon wenige Wochen nach der Trennung in eine neue Beziehung stürzten, trauerte ich noch monatelang. Nachdem eine liebe Arbeitskollegin bei einem Unfall tödlich verletzt worden war, plagten mich wochenlang die schlimmsten Albträume. Einen Job-Verlust wie jetzt empfand ich als existenzielle Bedrohung.

Gefühlsmäßig ging es wie immer um Leben oder Tod. Schwarz oder Weiß. Alles oder nichts. Woher dieses starke Polarisieren kam, konnte ich nur erahnen. Vermutlich wurzelte es in der symbiotischen Beziehung mit Mutter und der damit verbundenen seelischen Abhängigkeit. Mutter hatte mir unbewusst immer das Gefühl gegeben, ohne sie nicht lebensfähig zu sein, und obwohl mir intellektuell bewusst war, dass das nicht so ist, half es mir im Alltag nicht weiter. Sobald ich mich gefühlsmäßig an einen Menschen oder eine Sache gebunden hatte, fühlte ich mich in gewissem Sinne abhängig. Ich agierte nicht selbständig, sondern reagierte auf Menschen oder Situationen. Ich hatte ein seismografisches Empfinden dafür entwickelt, wie sich andere Menschen fühlen, sozusagen einen sechsten Sinn.

Im Nachhinein verstehe ich die Ursache dieser Übersensibilität durchaus. Ich war ja immer verantwortlich für Mutters Wohl gewesen. Eine riesige Aufgabe für ein kleines Kind.

Doch jetzt kamen die Schmerzen. Es fing mit leichtem Bauchweh an, das sich täglich verstärkte. Brennende Schmerzen im rechten Unterleib. Der erste Verdacht auf eine Blinddarmentzündung bestätigte sich nicht. Ich wurde untersucht und durchleuchtet; weder die Frauenärztin noch der Darmspezialist fanden eine Ursache für die Schmerzen. Man machte eine Magen-Darm-Spiegelung und fand nichts Außergewöhnliches. Nach drei Wochen hatte ich an einem Nachmittag so starke Schmerzen, dass ich die Notaufnahme des Spitals aufsuchte. Auch hier wurde ich auf Herz und Nieren »getestet« – ohne Befund.

Ich war nun also auch ein Hypochonder. Genauer gesagt, ein arbeitsloser Hypochonder mit Panikattacken. Was für ein gepflegter Mix! Ich saß stundenlang vor dem Computer und googelte, was die Ursache für die Schmerzen sein könnte. Einen Grund fand ich nicht, dafür aber wurden meine Ängste durchs Netz eifrig genährt. Es war unglaublich, wie viele Krankheiten mit Bauchweh in Verbindung gebracht werden konnten.

Mein Hausarzt, der selbst nicht mehr weiterwusste, hatte mir in der Zwischenzeit verschiedene Schmerzmittel verschrieben. Nahm ich die Tablette beim Nachtessen ein und trank dazu zwei, drei Gläser Wein, ging es mir beinahe gut. Doch am nächsten Morgen fing das Elend wieder von vorn an. Irgendeine Instanz in mir sorgte allerdings dafür, dass ich mich nie betrank. Wenigstens war meine Kontrollsucht für etwas gut, denn ich wollte die Situation, so schwierig sie war, irgendwie im Griff behalten. Oder wenigstens das Gefühl haben, ich hätte sie im Griff.

Mein Bewegungsradius verkleinerte sich täglich. Wenn sich meine Freunde mit mir verabreden wollten, sagte ich unter fadenscheinigen Gründen ab. Ich wollte nur noch zu Hause sein und mich unter der Bettdecke verstecken. Am liebsten wäre ich einfach auf Nimmerwiedersehen verschwunden.

Eines Tages sagte mein Hausarzt: »Man sagt, der Bauch sei unser zweites Gehirn, Sie haben Ihre Verluste und Ängste so lange verdrängt; vielleicht machen sie sich jetzt durch Ihre Schmerzen bemerkbar.«

Ich fand diese Aussage schlicht lächerlich. Ich hatte handfeste Schmerzen und keine psychosomatischen Beschwerden. Ich litt zwar unter Panikattacken, aber ich war weder verrückt, noch bildete ich mir etwas ein. »Mein Bauch gehört mir«, sagte ich trotzig. Gleichzeitig musste ich über diese Aussage lachen. Ich hörte mich an wie ein verstocktes Kind.

Einige Wochen später saß ich, wie so oft nachts, vor dem Fernseher und schaute mir einen Hollywood-Streifen an. Beim Zappen war ich bei einem Liebesfilm mit Clint Eastwood und Meryl Streep hängen geblieben. Ich hatte »The Bridges of Madison County« schon vor Jahren im Kino gesehen und ob der traurigen Liebesgeschichte Tränen vergossen. Die Geschichte einer Frau, die ihre große Liebe opfert, um bei ihrer Familie zu bleiben, hatte mich damals tief berührt.

In dieser Nacht blieb es nicht beim einen oder anderen Tränchen. Ich begann während des Films zu weinen und konnte nicht mehr aufhören. Ich beweinte alles: jeden einzelnen Verlust, jeden Menschen, den ich verloren hatte, die Ungerechtigkeit über den verlorenen Job, die ständigen Schmerzen, die ungewisse Zukunft.

Nach dem Film ging ich ins Bett und weinte weiter. Als ich morgens aufwachte und meinen Mann neben mir im Bett liegen sah, begann ich erneut zu weinen. Er verstand den Grund so wenig wie ich und nahm mich in die Arme. »Es wird alles wieder gut«, sagte er tröstend und strich mir übers Haar. Ich bezweifelte, dass er es selber glaubte. Auch er war mit seinem Latein am Ende.

Vielleicht waren es die ständigen Schmerzen, die das Fass zum Überlaufen brachten und mich mürbe machten. Jedenfalls fiel die ganze Selbstkontrolle in sich zusammen.

In den nächsten Tagen weinte ich, wenn die Wetterprognose schlecht war oder wenn einer der Hunde mich mit treuen Augen ansah. Ich weinte, wenn mir ein Essen misslang, wenn keine Post kam oder wenn mich niemand anrief. Ich weinte auch öffentlich, obwohl ich das vorher noch nie gemacht hatte, beispielsweise nach einem Streit auf offener Straße oder im Restaurant, wenn ich mit meiner Freundin Yvonne Kaffee trank und sie meine Hand mitfühlend streichelte. Mit anderen Worten: Es gab immer einen Grund zum Heulen.

Am meisten weinte ich um das kleine Mädchen, das fast sein ganzes Leben lang von einer namenlosen Angst gejagt wurde, von einem Ungeheuer, das in der eigenen Seele hauste. Ich erinnere mich, wie ich als kleines Mädchen einmal Vater fragte: »Papa, was ist das für ein wildes Tier, das in meinem Herzen wohnt?« Eine bessere Erklärung für Angstzustände habe ich bis heute nicht. Die Panik ist ein wildes Tier, das einen bei lebendigem Leib auffrisst.

Durch das viele Weinen war mein Gesicht aufgequollen. Die Lider waren meist geschwollen und die Augen so rot, als litte ich unter einer Allergie. Ich hatte schon lange aufgegeben, mein Aussehen schönzureden.

Je aufgeweichter ich im wahrsten Sinne des Wortes wurde, desto mehr ließen die Bauchschmerzen nach. Es passierte nicht über Nacht, doch ich spürte, wie der Druck immer schwächer wurde. Als ich eines Morgens schmerzfrei erwachte, weinte ich wieder, allerdings vor Glück. Ich wusste, das Schlimmste war vorüber.

Doch das Leben ist kein Film, und das Happy End ließ auf sich warten. Es sollte noch über ein Jahr dauern, bis mir ein neuer Job angeboten wurde und sich mein Leben normalisierte. Für den Chef mit den stahlblauen Augen lief es übrigens auch nicht gut. Rund ein Jahr nachdem er mich rausgeschmissen hatte, musste er selber gehen. Die Nachricht erreichte mich an meinem Geburtstag. Auch zwischen ihm und seinem Vorgesetzten hatte es anscheinend nicht »klick« gemacht.

Top Ten der coolen Filme rund um Panik

1 *»Was ist mit Bob?« (»What About Bob?«, 1991): Komödie über einen Angst-Patienten (Bill Murray), der seinen Psychiater (Richard Dreyfuss) mit seiner Panik fast in den Wahnsinn treibt. Regie: Frank Oz.*

2 *»Reine Nervensache« (»Analyze This«, 1999): Komödie über einen Psychiater (Billy Crystal), der von seinem Patienten, einem Mafioso (Robert De Niro), der unter Panikattacken leidet, verfolgt wird. Regie: Harold Ramis.*

3 *»Vertigo – Aus dem Reich der Toten« (»Vertigo«, 1958): Thriller. Ein pensionierter Detektiv (James Stewart), der unter Höhenangst leidet, verliebt sich in eine geheimnisvolle Frau (Kim Novak) und entwickelt eine Obsession für sie. Regie: Alfred Hitchcock.*

4 *»Der Tod kommt zweimal« (»Body Double«, 1984): Thriller. Nachdem ein Schauspieler (Craig Wasson) bei Dreharbeiten einen Klaustrophobieanfall hatte und gefeuert wurde, beginnt er eine Nachbarin (Melanie Griffith) zu beobachten und zu verfolgen. Hitchcock-Hommage. Regie: Brian De Palma.*

5 *»The Bay – Nach Angst kommt Panik« (»The Bay«, 2012): Thriller über eine tödliche Seuche aus dem Meer, die eine Kleinstadt heimsucht. Regie: Barry Levinson.*

6 *»Panic Room« (2002): Thriller. Eine Mutter (Jodie Foster) und ihre Tochter (Kirsten Stewart) verschanzen*

sich im Panikraum ihrer Wohnung vor Einbrechern. Regie: David Fincher.

7 *»Kap der Angst« (»Cape Fear«, 1991): Thriller, Remake von »Ein Köder für die Bestie« (»Cape Fear«) aus dem Jahr 1962. Max Cady (Robert De Niro) ist ein entlaufener Sträfling und will sich an Sam Bowden (Nick Nolte) und dessen Familie rächen. Regie: Martin Scorsese.*

8 *»Panic« (2000): Familiendrama über einen Depressiven (William H. Macy), der bereits als Jugendlicher mit seinem Vater als Auftragskiller arbeiten musste. Regie: Henry Bromell.*

9 *»Der weiße Hai« (»Jaws«, 1975): Horrorfilm über tödliche Hai-Attacken, die eine Küstenstadt in Panik versetzen. Regie: Steven Spielberg.*

10 *»Titanic« (1997): Drama. So viel Panik gabs auf der Leinwand selten zu sehen. Regie: James Cameron.*

Doktor Robert Redford

Ich mochte meinen neuen Job. Der Redaktionsalltag bei der großen Zeitung war zwar stressig; regelmäßig arbeitete ich bis in die späten Abendstunden. Die Position einer Ressortleiterin aber hatte meinem Selbstbewusstsein Schub gegeben, die Selbstzweifel waren kleiner geworden, und auch die Verlustängste waren auf ein erträgliches Maß zurückgegangen. Die Panikanfälle traten inzwischen seltener auf. Bei der Arbeit blieb ich meistens von ihnen verschont, da war ich in meinem Element. Aber in ruhigen Stunden oder in der Nacht bekam ich immer wieder mal unerwünschten Besuch.

Doch dann erkrankte meine Mutter schwer, und meine Welt wurde von neuem erschüttert. Wenn ich nicht arbeitete, war ich bei ihr in der Klinik oder half Vater mit dem Haushalt. Ich kämpfte an allen Fronten, und nach ein paar Wochen merkte ich, wie meine Nerven immer flatteriger wurden. Gegen außen ließ ich mir nichts anmerken, ich wollte keine Schwäche zeigen. Diese Selbstdisziplin hatte ich in den letzten Jahren perfektioniert.

Eines Abends, ich saß erschöpft über einem Artikel, kam meine Kollegin Christine ins Büro.

»Du siehst müde aus. Geht es dir nicht gut?«

»Nein, nein, alles okay, ich habe nur gerade ein bisschen viel um die Ohren.«

»Ich weiß, dass du ein taffes Cookie bist, aber pass auf dich auf. Wenn du mal Hilfe brauchen solltest, weiß ich eine gute Adresse.«

Christine erzählte mir, dass sie selber gerade eine Krise hinter sich hatte und bei einem »super Psychiater« in Behandlung sei.

Ein Shrink! Nein! Das kam für mich nicht infrage, ich litt zwar unter Panikattacken, aber ich war nicht verrückt. Ich bedankte mich bei Christine für den Zettel mit den Kontaktdaten von Doktor Josef Hättenschwiler und deponierte ihn zuhinterst in der Schublade.

Doch nicht nur um Mutter musste ich mir Sorgen machen. Vater schien Mutters Krankheit ebenfalls zu schwächen. Nach über vierzigjähriger Ehe war er es nicht gewohnt, alleine zu leben. Sooft es ging, besuchte ich ihn, aber er kapselte sich immer mehr ab und verließ kaum noch das Haus. Ich schlug vor, dass er mich einmal pro Woche in Zürich besuchen sollte, um mit mir mittagzuessen.

Diese Treffen schienen ihm gutzutun und weckten seine Lebensgeister. Er erzählte viel von früher, fast etwas zu viel für meinen Geschmack. Es war, als würde Vater nur noch in der Vergangenheit leben. Und dann, an einem bitterkalten Wintertag, stand er in Hausschuhen an unserem gewohnten Treffpunkt. Ich erschrak fürchterlich. Draußen lagen sicher zehn Zentimeter Schnee, und Vater hatte nicht einmal bemerkt, welche Schuhe er trug.

Er lachte ein bisschen über den Fauxpas, aber ich war sehr besorgt. Hatte er nicht in letzter Zeit immer wieder die Hausschlüssel verlegt, verloren? Verwechselte er mich nicht öfter mit meiner Schwester und nannte mich Jeannette? Und jetzt: die Schuhe!

Dieses Mal war ich es, die Vater zum Arzt schickte.

Das Ergebnis der Untersuchung war niederschmetternd. Vater litt unter einem genetischen Leberschaden, der sich durch eine beginnende Demenz äußerte. Es gab keine Heilung. Für weitere Abklärungen musste er in eine Klinik. Es folgte ein Untersuchungsmarathon, täglich wurde ihm Blut abgenommen, alle Venen waren zerstochen.

Als ich ihn eines Abends besuchte, streckte er mir seine Arme entgegen, die voller blauer Flecke waren: »Ich kann nicht mehr«, sagte er mit tränenerstickter Stimme. Mein Herz zersprang in tausend Stücke. Ich hatte Vater bisher erst einmal weinen gesehen, als Peter gestorben war, jetzt aber liefen ihm die Tränen übers Gesicht, und er konnte nicht mehr aufhören zu schluchzen. Ich setzte mich zu ihm ans Bett: »Armer Papa, alles wird gut«, flüsterte ich und streichelte seine Hände. Mit größter Mühe gelang es mir, die Contenance zu wahren. Ich blieb bei ihm, bis er eingeschlafen war.

Kaum hatte ich die Tür zu seinem Krankenzimmer geschlossen, attackierte mich die Panik mit unglaublicher Intensität. Ich musste mich auf den Boden setzen, die Beine trugen mich nicht mehr, pure Verzweiflung pulsierte in den Adern.

Vater war zum Kind mutiert, und ich musste seine Stütze sein.

Reiß dich zusammen!, befahl ich mir. So schaffte ich es, nach ein paar Minuten wieder aufzustehen und mich nach Hause zu schleppen.

Noch in der gleichen Woche bekam ich einen Termin bei Doktor Hättenschwiler. Er ist ein auf Angst und Depression spezialisierter Psychiater und sieht ein bisschen aus wie Robert Redford. Groß, blond und mit schneeweißen Zähnen. Ein freundlicher und offener Mann. Sicher würde die eine oder andere Patientin von ihm schwärmen. Er hörte aufmerksam zu, als ich ihm meine Situation schilderte. Zum ersten Mal konnte ich offen über meine Ängste reden. Es tat unendlich gut. Er erklärte mir die Mechanismen der Angstentstehung und ihrer Folgen und begründete sie mit der genetischen Vorbelastung mütterlicherseits. Da ich schon diverse Therapien ausprobiert hatte, schlug er vor, ich solle einen Versuch mit einem Antidepressivum wagen. Studien hätten ergeben, dass solche Medikamente nicht nur bei Depressionen wirksam seien, sondern auch bei Panikattacken gute Resultate zeitigten, weil das chemische Gleichgewicht im Gehirn wiederhergestellt würde. »Bei den meisten Panikpatienten ist der Serotoninspiegel zu tief, und durch das Medikament kann dieser reguliert werden.«

Ich kämpfte mit mir. Ein Antidepressivum? Ich war bislang stolz darauf gewesen, nur selten chemische Keulen eingesetzt zu haben. Doch Stolz muss man sich leisten können.

Und so begann ich die Therapie bei Doktor Hättenschwiler. Die Medikamente schlugen gut an, die Nebenwirkungen waren erträglich: Appetitlosigkeit, Herzklopfen und ein trockener Mund.

Nach drei Wochen fühlte ich mich besser. Die dunklen Wolken, die mich umgeben hatten, verzogen sich. Hättenschwiler erklärte, dass Panik und Depression oft Hand in Hand gingen. Meinen Zustand diagnostizierte er als »akute Erschöpfungsdepression«. »Aber Sie sind auf dem aufsteigenden Ast.« Er sollte recht behalten.

Die familiäre Situation blieb belastend. Zwar durfte Mutter das Spital verlassen und wurde wieder gesund, Vater aber mussten wir in ein privates Heim geben, weil sie mit der Pflege überfordert war.

In den nächsten Monaten normalisierte sich mein Leben zunehmend. Ich ging zweimal pro Woche zum Psychiater, und langsam lichtete sich der Nebel in meinem Kopf. Durch das Antidepressivum wurden die Panikattacken in Schach gehalten. Erst jetzt merkte ich, wie groß mein Vermeidungsverhalten in den letzten Jahren gewesen war, wie viele Dinge ich wegen meiner Ängste nicht mehr getan hatte. Und ich nahm mir vor, das Schicksal an den Hörnern zu packen und mutig Versäumtes nachzuholen.

Vater ist kein Blumenkind

Zu meinem reich befrachteten Leben kam eine neue Verantwortung hinzu: die Betreuung meines Vaters. Meine Schwester und ich hatten abgemacht, dass wir ihn täglich nach unserer Arbeit im Pflegeheim besuchen würden, um etwas Abwechslung in sein Leben zu bringen.

Erschwerend kam hinzu, dass mein Vater sich weigerte, meine Mutter zu sehen. Er konnte ihr nicht verzeihen, dass sie ihn seiner Meinung nach »abgeschoben« hatte. Wir redeten mit Engelszungen auf ihn ein und versuchten, ihm klarzumachen, dass sie mit seiner Pflege schlicht überfordert war und dies nur eine Zwischenstation sei. »Sobald es dir besser geht, bringen wir dich sofort nach Hause«, versuchten wir ihn zu besänftigen. Er schüttelte nur ungläubig den Kopf.

Der erste Abend im Heim war besonders schlimm. Mein Vater saß in Anzug und Krawatte kerzengerade im Bett, seinen Koffer mit dem Trainingsanzug hatte er noch nicht ausgepackt. Den Blick hielt er starr auf den kleinen Fernseher gerichtet, der an der gegenüberliegenden Wand befestigt war. Im Vorabendprogramm wurden Trickfilme gezeigt. Während Jerry von Tom eins mit der Bratpfanne übergezogen bekam, liefen meinem Vater die Tränen übers Gesicht. Einmal mehr brach mein Herz.

Das gemeinsame Abendessen mit anderen Heiminsassen verlief nicht minder trostlos: Mein intellektueller Vater, der als Chemieprofessor auf der ganzen Welt Vorträge gehalten hatte, saß zwischen sabbernden Opis und senilen Omis. Vater, immer noch im Anzug, rührte das Café complet nicht an, sondern zischte wutentbrannt: »Hier bleibe ich keine Minute länger!« Er sollte sich irren. Zwei lange Jahre würde er hier wohnen. Bis zu seinem Tod.

Die Einweisung ins Heim war unumgänglich gewesen. Vaters Gesundheitszustand hatte sich über die letzten Wochen zunehmend verschlechtert. Doch es gab auch die klaren Momente, in denen er ganz der alte Vater war, dann unterhielten wir uns über seine Lieblingskrimiautoren, oder er fragte mich über meine Arbeit aus. Aber immer öfter traf ich ihn verwirrt an, er schien nicht mehr genau zu wissen, wer ich war, und sprach mich oft mit dem Vornamen meiner Mutter an.

Noch immer weigerte er sich, sie zu sehen. Die wenigen Male, die sie ihn besuchte, endeten in einem Desaster. Er musterte sie mit eisiger Miene und zischte: »Wer bist du? Ich kenne dich nicht.« Ein bösartiges Verhalten, das ich so noch nie bei ihm erlebt hatte. Es war, als hätte er sich in einen anderen Menschen verwandelt. Dabei wusste er sehr wohl, wer meine Mutter war, hatte mir noch Sekunden zuvor zugeflüstert: »Achtung, jetzt kommt der alte Drachen!«

Dem »alten Drachen« hatte er noch bis vor wenigen Monaten kleine Liebesbriefe unters Kopfkissen geschoben und anlässlich des vierzigsten Hochzeitstages das Eheversprechen in der Kirche erneuert. Meine Eltern galten immer als Vorzeigepaar: der stattliche Herr Doktor mit seiner schönen Frau. Doch diese Zeiten waren unwiderruflich vorbei.

Für meine Mutter war die Situation beinahe unerträglich. Aber mit ihrer üblichen Stärke und dem ihr eigenen Gottvertrauen meisterte sie auch diese Situation und besuchte meinen Vater weiterhin sporadisch. Allerdings hielt sie immer einen gewissen Sicherheitsabstand. Er hatte begonnen, um sich zu schlagen, wenn er mit etwas nicht einverstanden war.

Und dann gab es wieder diese lichten Momente, die dazu führten, dass wir neue Hoffnung schöpften. An einem Sonntagnachmittag, als ich ihn besuchte, saß er freudestrahlend auf dem Bett, in der Hand einen aufgeschlagenen Maigret-Roman: »Wir müssen uns unterhalten, Silvia«, sagte er. »Ich habe jetzt endlich verstanden, was mir fehlt. Ich leide unter Demenz, aber ich werde diese Krankheit besiegen. Hilfst du mir dabei?« »Natürlich, mein lieber Papa«, sagte ich tief ergriffen und umarmte ihn. In diesen Sekunden spürte ich eine Veränderung in seinem Körper. Ein leises, fast nicht wahrzunehmendes Zucken. Ich ließ ihn los und wollte seine Hand ergreifen, doch er stieß mich zurück und schaute mich mit leeren Augen an: »Was machst du hier? Hau ab!«

Seine Worte brannten wie Ohrfeigen. Ich nahm meine ganze Kraft zusammen und sagte sanft: »Ich bin es, Silvia, erzähl mir doch, was du gelesen hast«, und zeigte auf den Krimi. »Was heißt hier gelesen«, wütete er, »so einen Schund musst du mir nie mehr mitbringen.« Sagte es und schmiss den Maigret in eine Ecke.

Und dann wurde mein Vater zunehmend zum Kind. Es passierte nicht über Nacht, sondern schleichend. Ich war jetzt nicht mehr sein Kind oder seine Frau, sondern seine Mutter. Ich hatte meine Rolle akzeptiert und streichelte ihm oft über sein noch immer dichtes, graues Haar, das sich wie Seide anfühlte. »Seidenhase«, hatte mich mein Vater als Kind genannt, weil ich so weiche blonde Löckchen hatte. Jetzt war er mein Seidenhase.

An den Tagen, an denen er Zärtlichkeit zuließ, schien er mir sehr liebesbedürftig zu sein. Mein Vater, der mich, seit ich erwachsen geworden war, nie mehr in den Arm genommen hatte – das höchste der Gefühle war ein Klaps auf den Po oder ein flüchtiges Tätscheln des Rückens –, genoss jetzt den Körperkontakt. Seine harte Schale war zerbröselt und hatte seinen Kern freigelegt.

Zum Pflegeheim gehörte ein großer Park mit alten Bäumen. Wann immer das Wetter es zuließ, saßen wir draußen. Die frische Luft, das nahe Wasser des Zürichsees taten ihm gut. Ich wusste, wie sehr er das Heim hasste, obwohl er ein eigenes Zimmer hatte und gut umsorgt wurde. Aber Vater war zeit seines Lebens ein Einzelgänger gewesen und vertrug die Nähe zu den anderen Heiminsassen äußerst schlecht. Musste er an einem Festchen teilnehmen, wie es die Heimleitung regelmäßig veranstaltete, saß er immer abseits oder versteckte sich in seinem Zimmer. Am meisten aber verabscheute er Bastelnachmittage. Der hochintelligente Mann hatte immer zwei linke Hände gehabt und musste jetzt Kastanientierchen basteln oder Tonvasen formen. Eines Abends, als ich ihn nach einem dieser Nachmittage besuchte, nahm mich eine Schwester beiseite und drückte mir eine Karte in die Hände. »Die hat Ihr Vater für Sie gezeichnet«, sagte sie freundlich. »Er hat mir gesagt, die Sonne darauf seien Sie.« Als ich die krakeligen Striche betrachtete, musste ich einmal mehr mit meinen Gefühlen kämpfen. Unterschrieben hatte er mit »Dein Vater«. In diesem Moment schien er gewusst zu haben, wer er war.

Wenn wir nicht nach draußen konnten, saßen wir in der hauseigenen Cafeteria. Ich streichelte seine Hand, es war ein guter Tag, er ließ mich gewähren, und ich bin mir sicher, die Aufmerksamkeit gefiel ihm – sein neckischer Blick verriet ihn. Dann aber plötzlich »fitzte« er mir eine. Ich strich über den schmerzenden Oberarm: »Du tust mir weh«, beschwerte ich mich lachend, gleichzeitig die aufsteigenden Tränen hinunterschluckend. Er staunte mich nur mir großen Augen an, streichelte meinen Arm und sagte: »Ich freue mich, dass du gekommen bist.« Auch das war neu. Bei meinen früheren, regelmäßigen Besuchen zu Hause hatte er das sehr selten gesagt.

Meine Schwester erlebte ähnliche Dinge. Es war eine große Erleichterung, dass wir uns über unsere Erlebnisse austauschen konnten, dadurch war nicht nur unsere Beziehung enger geworden, wir konnten auch viele alte Streitigkeiten begraben. Ich verstand, dass sich meine Schwester wegen des Bundes zwischen mir und meiner Mutter oft ausgeschlossen gefühlt hatte und eifersüchtig auf die kleine Schwester gewesen war. Aber all das war jetzt nicht mehr wichtig, was zählte, waren nur noch die guten Gefühle, die wir füreinander hegten.

Aber nicht nur mit Jeannette verstand ich mich besser, auch meinem Vater war ich nähergekommen. Durch seine vielen beruflichen Abwesenheiten und die Dominanz meiner Mutter bei der Erziehung der Kinder hatten wir nie ein besonders enges Verhältnis gehabt. Doch während der Krankheit wuchs eine tiefe Vertrautheit zwischen uns. In den zwei Jahren, die er im Pflegeheim verbrachte, fühlten wir uns stärker verbunden als das ganze Leben zuvor.

Diese Erfahrung bestärkte mich in meiner Einstellung, dass die Liebe das Wichtigste im Leben ist. Egal, ob man sie einem Menschen, einer Tätigkeit, einem Tier oder der Natur entgegenbringt. Ohne Liebe ist alles nichts, aber mit ihr kann aus nichts alles werden.

Ich hatte in dieser Zeit oft Träume von Menschen, die ich liebte. Und bei diesen nächtlichen Begegnungen durchströmte mich im Schlaf ein unglaubliches Gefühl. Es war, als hätte sich mein Herz weit geöffnet und als würde durch meine Adern reine Liebe fließen. Es war im wahrsten Sinne des Wortes göttlich – ein Orgasmus des Herzens. Heute denke ich, dass die seelische Öffnung meinem Vater gegenüber auch die Liebe zu meinen Mitmenschen verstärkt hat.

Als mein Vater an einem schönen Sommermorgen starb, war ich traurig und erleichtert zugleich. Endlich hatte sein Leiden ein Ende. Als ich ihn auf dem Totenbett sah, erkannte ich ihn fast nicht mehr. Das war nicht mehr mein starker, stolzer Vater, das war nur noch seine sterbliche Hülle. Die Heimleitung wollte ihm zuletzt noch etwas Gutes tun und hatte einzelne Frühlingsblumen um seinen Kopf drapiert. Ich entfernte sie, denn ich wusste, Vater verabscheute Sentimentalitäten und hätte auch diese Geste gehasst. »Ich bin kein Blumenkind, bin nie eines gewesen«, hätte er geknurrt. Und wo mein Vater recht hatte, hatte er recht.

Auf dem Gipfel

In einer neuen Beziehung stellte sich für mich immer wieder die Frage: »Wie und wann sage ich es meinem Freund?« Ich laufe ja nicht mit einem Schild vor der Brust herum auf dem geschrieben steht: »Ich leide unter Panikattacken.« Ich habe Vertrauenspersonen stets sorgfältig ausgewählt und lieber einmal mehr geschwiegen, als darüber geredet. Ich leide diesbezüglich auch nicht an einem Mitteilungsbedürfnis. Manchmal hatte es Monate gedauert, bis ich mein Geheimnis gegenüber einer neuen Liebe lüftete. So verständnisvoll Hanspeter in dieser Beziehung war, so seltsam reagierten einige seiner »Vorgänger«.

Mein erster »richtiger« Freund hatte wenig Verständnis für meine »Aussetzer«, wie er sie nannte. Er bezeichnete mich im Streit gern mal als »Psycho«. Zu seiner Ehrenrettung muss jedoch gesagt sein, dass Anfang der 1980er-Jahre noch wenig über diffuse Ängste bekannt war. Aber besonders feinfühlig war er definitiv nicht.

Mein denkwürdigstes Erlebnis ereignete sich auf der Heimfahrt aus den Ferien. Wir waren mit dem Wohnmobil unterwegs, und Paul, so nenne ich ihn hier, war ein echter Naturbursche. Als solcher wollte er natürlich unbedingt auf der Bernina-Passhöhe übernachten. Die Natur und ich sind hingegen nicht wirklich gute Freunde. Ich bin nämlich nicht nur Panikerin, sondern auch Allergikerin und reagiere heftig auf vieles, was im Freien kreucht und fleucht. Die Vorstellung, in totaler Einsamkeit zu übernachten, sprach mich schlicht nicht an.

Paul campte am liebsten wild, das heißt mit möglichst wenig Komfort, sprich ohne WC, Dusche mit warmem Wasser oder sonstige Errungenschaften der Neuzeit. Für eine Frau mit Panikattacken, die am liebsten gleich neben einem Spital nächtigen würde – man weiß ja nie, was passieren wird – oder wenigstens in einem komfortablen Hotelzimmer, war diese Art des Reisens ein echter Albtraum.

Aber was macht man nicht alles aus verrückter Liebe zu einem Mann? Ich überwand also meine Ängste und verbrachte mehrere Sommer meines Lebens auf Campingplätzen, Raststätten oder in der wilden, freien Natur. Als ich Paul einige Jahre später verließ, schwor ich mir, nie wieder einen Fuß in ein Wohnmobil zu setzen. Diesem Schwur bin ich bis heute treu geblieben.

In dieser warmen Augustnacht auf dem Pass war die Trennung von Paul noch in weiter Ferne. Ich konnte nicht aufhören, ihn anzuschauen, als er den Grill aufstellte. Seinen muskulösen, braun gebrannten Körper, sein lockiges Haar, seine blitzblauen Augen.

Die Arbeitsteilung zwischen uns war einfach. Paul war der »Handyman«, und ich schaute zu ihm auf. Wenn ich heute Fotos von damals anschaue, muss ich lachen; ich gucke ihn meistens so bewundernd an, als hätte er gerade das Rad erfunden.

Trotz aller Verliebtheit war das Leben am Busen der Natur für mich kein Zuckerschlecken. Für eine Frau, die Kaschmir, Samt und Seide zu ihren Lieblingsmaterialien zählt, waren Plachen, PVC und Gummi eine Qual. Nach fünf Wochen Ferien ohne Restaurantbesuch, dafür mit viel fleischlicher Grillkost war ich froh, wieder nach Hause zu kommen.

Wir campten also wild auf der Passspitze, 2330 Meter über Meer. Das Nachtessen hatte wie üblich aus einem Stück gegrilltem Fleisch bestanden, das Dessert war delikater Sex auf einem winzigen, aufklappbaren Bett. Danach döste ich glückselig – bis mich plötzlich rasendes Herzklopfen aufschreckte. Kaum hatte ich realisiert, was mir geschah, packte mich auch schon die Todesangst. Ich muss runter von diesem Berg!, war der einzige Gedanke, den ich fassen konnte.

Ich weckte Paul, der schlaftrunken murmelte: »Geht nicht, Schatz, wir haben draußen noch alles aufgestellt, und in der Nacht kann ich nicht fahren.« Innert Sekunden wurde ich hysterisch. »Wenn wir nicht fahren, breche ich zusammen.« Das war nicht übertrieben. Ich bekam kaum mehr Luft und hyperventilierte bereits. Inzwischen war ich aus dem Bett gesprungen und lief gehetzt auf dem schmalen Gang des Wohnmobils hin und her. »Wir können nicht weg«, sagte Paul noch einmal, sichtlich genervt und inzwischen hellwach. »Doch, müssen wir!«, schrie ich zurück. Aber Paul erwiderte bloß: »Beruhige dich, das ist die Höhenluft. Leg dich wieder hin!« Aber ich wurde von Furien gehetzt und hätte ihn für seine Verständnislosigkeit am liebsten umgebracht. Den Mann notabene, in den ich rasend verliebt war. Aber die Angst hatte mich zum Tier gemacht.

Als ich keine Ruhe gab, gab Paul sich geschlagen und packte fluchend unsere Siebensachen zusammen – eine nicht ganz einfache Aufgabe in einer rabenschwarzen Nacht. Ich kauerte unterdessen am Boden des Wohnmobils und versuchte, meine Atmung zu beruhigen. Nach einer endlosen halben Stunde fuhren wir schließlich die enge Passstraße hinunter. Mit jedem Meter, den wir vorwärtskamen, ging es mir besser, und als wir schließlich in Pontresina ankamen, war der Horror Vergangenheit. Paul war eingeschnappt und sprach die ganze Fahrt kein Wort mehr. Doch das war mir ziemlich egal.

Wann war der richtige Moment gekommen, um mich zu outen? Sollte ich warten, bis die neue Liebe die erste Attacke live miterlebt hatte, oder wäre es sinnvoller, ihn prophylaktisch vorzuwarnen, nach dem Motto: »Weißt du, ich habe gewisse psychosomatische Beschwerden, also erschrecke nicht, wenn ich nach Luft ringend neben dir liege.« Nicht unbedingt ein romantischer Auftakt für weitere Aktivitäten, vor allem, wenn der Angebetete keine Ahnung hat, was psychosomatische Beschwerden überhaupt sind. So entschloss ich mich meistens für eine neutrale Aussage wie: »Ich habe immer mal wieder Kreislaufbeschwerden, das ist nichts Schlimmes, das hatte schon Mutter.« Die Genetik ins Feld zu führen, hatte sich als gute Strategie erwiesen. Wer kann schon etwas für sein Erbgut? Schlecht hingegen war das Eingeständnis: »Ich habe schreckliche Angst, aber ich weiß nicht wovor.« Das war zwar wahrheitsgetreu, klang aber irre.

Manche Situationen muten im Nachhinein fast komisch an, obwohl sie die Hölle waren. Eine Panikattacke in der ersten gemeinsamen Liebesnacht zu bekommen, ist nicht sexy, dann sollte es eigentlich nur einen Grund geben, um außer Atem zu sein. In einem Fall hatte der neue Freund selbst die totale Panik, weil er befürchtete, dass ich wegen eines Herzinfarkts das Zeitliche segnen könnte. Er bestand darauf, mit mir in den Notfall zu fahren – um zwei Uhr in der Früh. Auch beim Antrittsbesuch bei den Eltern eines (anderen) Liebsten zu hyperventilieren, machte nicht gerade den besten Eindruck, obwohl ich ein echter Profi darin bin, eine Attacke zu überspielen.

Top Ten der Dinge, die man als Paniker wissen sollte

1 *Angst ist die häufigste psychische Störung. Rund 60 Millionen EU-Bürger und -Bürgerinnen und bis zu 800 000 Schweizer und Schweizerinnen erkranken an einer behandlungswürdigen Angststörung.*

2 *Angst wird zur Krankheit, wenn sie als Bedrohung auftritt, lange anhält, lähmt, zu Vermeidungsverhalten führt und im Alltag stark behindert.*

3 *Viele Angstbetroffene nehmen nur die körperlichen Symptome der Angst war, sodass sie nicht erkennen, dass es sich um ein psychisches Problem handelt.*

4 *Die meisten Angststörungen werden zu spät erkannt. Es vergehen im Durchschnitt fünf Jahre, bis sie diagnostiziert werden. In dieser Zeit verfestigt sich die Störung; die Neurobiologie im Gehirn verändert sich.*

5 *Angst führt in vielen Fällen zu einer zusätzlichen Depression.*

6 *Alkohol und Drogen helfen vielleicht kurzfristig, führen aber in neue Abhängigkeiten und können vorliegende Ängste noch verstärken.*

7 *Angst ist grundsätzlich eine normale, gesunde Emotion. Es ist per se nicht schlecht, Angst zu haben; sie ist lebensnotwendig und kann sogar leistungssteigernd wirken.*

8 *Für eine Panikattacke braucht es die verschiedensten Auslöser: Genetische Anlagen spielen genauso eine Rolle wie Umwelteinflüsse.*

9 *Angst kann man sichtbar machen; sie verändert den Hirnstoffwechsel. Funktionelle Kernspintomografie kann diese neurobiologischen Prozesse sichtbar machen.*

10 *Medikamente sind wirksam, am besten in Verbindung mit einer Psychotherapie.*

Das dreihundertste Mal

»Ist es wieder so weit?«, fragt Hanspeter schlaftrunken. Er kennt die Anzeichen einer nahenden Attacke. Ich wälze mich im Bett herum, im nächsten Augenblick springe ich auf, reiße das Fenster auf und atme gierig die kalte Nachtluft ein. Ich bleibe so stehen, bis ich vor Kälte zu zittern beginne. »Komm wieder ins Bett, ich halte dich«, sagt Hanspeter beruhigend. Doch heute ertrage ich keine Nähe. Mein Herz hämmert wie verrückt, eine erste Woge der Angst trägt mich fort.

Ich habe eine Panikattacke, vielleicht die dreihundertste in meinem Leben. Und jede neue Attacke fühlt sich so schrecklich an wie die erste. Mich plagen körperliche Symptome wie Herzklopfen, Zittern, Schwindel, Übelkeit in einer so starken Form, dass ich das Gefühl habe, sterben zu müssen. Ein einziger Gedanken dominiert: Nur weg von hier!

Bloß: wohin denn? Zumal mich meine Beine trotz des Adrenalins nicht tragen. Inzwischen weiß ich, dass Flucht keine Lösung ist. Ich muss die Panik kommen lassen, dann geht sie von selber vorbei. Es klingt paradox, aber je mehr ich mich wehre, desto erbarmungsloser schlägt sie zu.

Ich setze mich aufs Sofa und versuche, so zu atmen, wie ich es gelernt habe. So schaffe ich es, den Herzschlag etwas zu beruhigen. Ich weiß, dass die Attacke jetzt ihren Höhepunkt überschritten hat.

Hanspeter ist ebenfalls aufgestanden und bringt mir ein Glas eiskaltes Wasser. »Ist sie vorbei?«, will er wissen. Er hat in den letzten Jahren mit meiner Angst zu leben gelernt und weiß, dass er während einer Attacke nichts für mich tun kann. »Noch nicht ganz«, sage ich. Er streicht mir übers Haar. »Ich gehe wieder ins Bett und warte auf dich.« Ich trinke das Wasser in einem Zug aus und spüre, wie sich mein Körper langsam entspannt.

Das Leben hat mich wieder.

Der lange Weg heim

Es war vor einigen Jahren. Ich saß auf einer Bank in einem kleinen Park. Unter mir breitete sich die Altstadt von Dubrovnik aus. Die Perle der Adria war die letzte Station auf meiner Reise quer durch Kroatien. Ich war seit zehn Tagen mit einer Freundin im Auto unterwegs, und der Weg hatte uns von Venedig über Split in den Süden geführt.

Obwohl es erst Anfang Juni war, drückte die Hitze. Darum flüchtete ich jeweils am Morgen in den kleinen Stadtpark, während meine Freundin in der Pension noch schlief. Isabelle machte jeden Abend Party, ich zog es vor, früh ins Bett zu gehen, um am Morgen zeitig unterwegs zu sein.

Aus einem Impuls heraus nahm ich mein Handy und wählte Mutters Nummer. Das war ungewöhnlich, denn normalerweise rief ich sie erst abends um sieben Uhr an. Diese Anrufe während meiner Reisen hatten Tradition. Ich erzählte ihr jeweils von meinen Erlebnissen, und sie wollte alles bis ins kleinste Detail wissen. Seit sie bettlägerig war, nahm sie noch regeren Anteil an meinem Leben als zuvor; ihre körperliche Schwäche stand in krassem Gegensatz zu ihrer geistigen Beweglichkeit. Ein junger Geist wohnte in einem alten Körper, wobei sie im Alter von über neunzig Jahren immer noch fantastisch aussah. Wenn ich zu ihr sagte: »Du siehst keinen Tag älter aus als siebzig«, schmunzelte sie: »Du meinst wohl sechzig?« Die Zeiten, in denen sie zehn Jahre wegmogelte, um eine jüngere Mutter zu sein, waren längst vorbei. Sie war stolz auf ihr jugendliches Aussehen und genoss das Flirten, wenn ihr ein Mann, vorzugsweise ein Arzt, Komplimente machte. An ihrem achtundachtzigsten Geburtstag, fünf Jahre nach dem Tod meines Vaters, sagte sie: »Wenn mir einer gefiele, würde ich sofort wieder heiraten.« Punkto Energie, Durchhaltewillen und Disziplin stellte uns Mutter alle in den Schatten.

Ich musste nicht lange auf die Verbindung warten. »Du, schon so früh?«, begrüßte sie mich erfreut. »Ist bei dir alles in Ordnung?«

»Ja, alles tipptopp«, antwortete ich. »Ich wollte nur schnell Hallo sagen und fragen, wie es dir geht.«

»Alles bestens«, sagte sie und erzählte vom baldigen Besuch ihrer Freundin, die im Laufe des Vormittags vorbeischauen wolle. Wir plauderten noch einige Minuten, dann sagte sie zum Abschied: »Denk daran, wo immer du hingehst, komme ich mit dir.«

Diese Worte ließen mich kurz stutzen, doch der Augenblick verflog, und wir verabredeten uns für ein weiteres Telefonat am Abend.

Der Tag verging wie im Flug. Dubrovnik war eine faszinierende Stadt, es gab viel zu entdecken. Als meine Freundin und ich gegen Abend in die Pension zurückkehrten, sah ich auf dem Handydisplay, dass meine Schwester versucht hatte, mich zu erreichen. Das war ungewöhnlich. Üblicherweise telefonierten wir in den Ferien nicht miteinander. Ich wählte ihre Nummer, sie war besetzt. Okay, dachte ich, dann rufe ich in der Zwischenzeit rasch Mutter an.

»Hier bei Aeschbach«, sagte eine mir unbekannte Stimme, die, so glaubte ich, einer Spitex-Betreuerin gehörte.

»Könnte ich bitte mit meiner Mutter sprechen?«

Auf der anderen Seite herrschte Stille. »Frau Aeschbach, hat Sie Ihre Schwester nicht erreicht? Ihre Mutter ist heute Mittag gestorben.«

Ich lachte auf. Was für ein übler Scherz! Noch vor wenigen Stunden hatte ich mit Mutter gesprochen, sie war äußerst lebhaft, in bester Stimmung und freute sich auf den Besuch ihrer Freundin.

»Es tut mir sehr leid«, sagte die Unbekannte, »das Herz Ihrer Mutter muss im Verlaufe des Nachmittags versagt haben. Als ich heute Abend zu ihr gekommen bin, lag sie tot im Bett. Der Arzt ist gerade gekommen, um sie zu untersuchen.«

Ich antwortete nicht und drückte meiner Freundin das Handy in die Hand: »Da ist ein Frau am Telefon, die behauptet, Mutter sei tot.« Isabelle schaute mich entsetzt an und begann, leise mit der Frau zu sprechen.

Ich hörte und spürte nichts. Wie so oft, wenn etwas Schlimmes in meinem Leben passierte, hatte ich das Gefühl, unter einer Glasglocke zu sitzen. Denken und Fühlen waren abgestellt, nichts und niemand konnte mich erreichen. Ich wollte nur eines, nämlich so schnell wie möglich nach Hause zu Mutter. Dann würde sich alles als schrecklicher Irrtum herausstellen.

Wenig später rief meine Schwester weinend an. Ich realisierte nicht, was sie sagte. Wortfetzen wie »Schwüle«, »Gewitter«, »vermuteter Herzschlag« ergaben für mich keinen Sinn. Ich fühlte mich leer.

»Wir fahren heim. Jetzt sofort«, sagte ich zu Isabelle.

»Wollen wir nicht eine Nacht darüber schlafen, damit wir morgen ausgeruht sind?«, entgegnete sie.

»Wenn du das willst, dann bitte. Ich fahre, sobald ich gepackt habe.« Meine Stimme war kalt und emotionslos.

Dreißig Minuten später brachen wir auf. Eine über zwanzigstündige Heimfahrt lag vor uns, und ich machte Isabelle schon von Anfang an klar, dass ich die ganze Strecke fahren würde, und dies ohne längere Zwischenhalte. Tief in meinem Inneren hatte ich das Gefühl, mit der Kontrolle am Steuer auch das Geschehen kontrollieren zu können.

Als wir aufbrachen, herrschte totale Dunkelheit, Straßenlaternen schien es hier nicht zu geben. Bis jetzt waren wir immer bei Tageslicht gefahren, und die Landschaft schien mit einem Mal gespenstisch. Kurz war ich verunsichert, doch dann fuhr ich los, und zwar in einem Tempo, als würde mir der Teufel im Nacken sitzen.

Ich nahm weder Rücksicht auf Straßenschilder noch auf Isabelle, die ängstlich neben mir kauerte und regelmäßig wiederholte: »Ich glaube, ich muss mich übergeben.«

Mein Mitleid hielt sich in Grenzen: Dann kotz doch, du dumme Kuh, dachte ich.

»Hier muss irgendwo die Autobahn sein, jetzt schau doch mal auf die Karte«, herrschte ich sie an. Unter dem fahlen Licht der Leselampe versuchte Isabelle mühsam zu eruieren, wo wir uns befanden.

»Hier muss eine Autobahnauffahrt sein«, meinte sie, und in der Tat kamen wir an eine Straße, die den Anschein einer Auffahrt machte. Allerdings war sie so schlecht beleuchtet, dass ich nicht wirklich erkennen konnte, wohin ich mit Vollgas fuhr. Es dauerte nur einige Minuten und uns kam ein wild lichthupendes Autos entgegen.

»Wir fahren auf der falschen Seite«, kreischte Isabelle.

In Sekundenbruchteilen realisierte ich, dass sie recht hatte. Ich war als Geisterfahrerin unterwegs! Ich bremste abrupt ab und machte einen U-Turn. Für einen kurzen Moment war ich in die Realität zurückgekehrt, und das Adrenalin rauschte durch meine Adern. Das Herz raste beim Gedanken, wie knapp wir dem Tod entronnen waren.

»Wo immer du hingehst, komme ich mit dir.« Hatte Mutter einen Schutzengel geschickt?

Wir fuhren weiter in die Nacht hinein. Ich legte eine CD mit Bob Dylans »Greatest Hits« ein. Irgendwie schaffte es Dylan, meine Panik zu mildern. Isabelle beschwerte sich nicht, sie musste gespürt haben, dass mich die Musik beruhigte.

Es wurde Morgen, es wurde Mittag und dann wieder Abend. Vorbei gings an fremden Dörfern und Landschaften, alles war in einen Nebel der Unwirklichkeit gehüllt. Ich fühlte eine bleischwere Müdigkeit wie noch nie in meinem Leben, aber der Wille, möglichst bald zu Hause zu sein, hielt mich wach. Irgendwann waren wir auf der Umfahrung von Mailand. Bei einem Autogrill machten wir halt. Ich bestellte einen Orangensaft und ein Croissant, ich hatte zwei Tage nichts gegessen und getrunken. Es schmeckte wie Klebstoff.

Von der Autobahnraststätte rief ich meinen Mann an. Er war besorgt über den Fahrmarathon, aber es gelang mir, ihn zu beruhigen. Fast überzeugte ich mich selber, alles im Griff zu haben. Je näher wir allerdings der Schweizer Grenze kamen, desto mehr hob sich die schützende Glasglocke, und ein riesiger Schmerz drohte mich zu überwältigen. Jetzt konnte ich die Wahrheit nicht länger verdrängen und realisierte, dass Mutter wirklich tot war. Ich würde sie nie mehr wiedersehen, nie mehr mit ihr sprechen können.

Diese Tatsache war für mich unvorstellbar und kaum auszuhalten. Ich versuchte, in Gedanken wieder unter die schützende Glocke zu fliehen, aber es gelang mir nicht. Gefühle der Trauer und Verzweiflung bedrängten mich so stark, dass ich fast nicht atmen konnte. »Reiß dich zusammen«, befahl ich mir, »zusammenbrechen kannst du daheim.«

Ich saß jetzt seit sechzehn Stunden am Steuer, länger als eine Viertelstunde hatten wir nie pausiert. Isabelle hatte sich ihrem Schicksal ergeben und döste neben mir mit offenem Mund. Ich musste kichern, sie sah aus wie ein aufgespießter Frosch. Der fehlende Schlaf, die Anspannung, es würde nicht viel brauchen, und ich wurde hysterisch. Doch dann schreckte mich ein ohrenbetäubender Knall auf.

Ich blickte nach rechts. Ein Lastwagen, der auf gleicher Höhe fuhr, schlingerte auf seiner Spur und kam meinem Mini gefährlich nahe. Sofort erkannte ich, dass einer seiner Hinterreifen geplatzt war. Instinktiv drückte ich aufs Gas, der Blick auf den Tacho zeigte 180 km/Std. an. Ich holte einen kleinen Vorsprung heraus und sah im Rückspiegel, wie der Lastwagen in die Leitplanken prallte.

»Wo immer du hingehst, komme ich mit dir.«

Mein Schutzengel hatte mich zum zweiten Mal gerettet.

Nach weiteren vier Stunden Fahrt kamen wir in Zürich an. Ich hatte Isabelle am Bahnhof ausgeladen. Der Abschied war kurz und unterkühlt. Mein Verhalten ihr gegenüber tat mir leid, aber ich schaffte es nicht, mich zu entschuldigen, ich war nur froh, sie endlich los zu sein.

Mein Mann nahm mich in die Arme: »Deine Schwester hat angerufen, sie möchte, dass du sofort zu ihr kommst, damit ihr von eurer Mutter Abschied nehmen könnt.« In der Zwischenzeit war Mutter von ihrem Wohnort in Winterthur in ihren alten Heimatort Luzern überführt worden. Dort lag sie jetzt aufgebahrt und würde später im Familiengrab beigesetzt werden.

»Kommt nicht infrage«, entgegnete ich schärfer, als ich eigentlich wollte, »ich will Mutter nicht mehr sehen.«

»Vielleicht würde es dir guttun, von ihr Abschied zu nehmen«, erwiderte er sanft. »Überschlaf es doch.«

Es gab nichts zu überschlafen. Ich wollte Mutter nicht mehr sehen und würde sie so in Erinnerung behalten, wie sie gewesen war: warm und voller Leben.

Heute ist mir klar, dass ich damit einen endgültigen Abschied vermeiden wollte. Dieses Nichtwahrhabenwollen ihres Todes gründete auf der kindlichen Hoffnung, Mutter lebe irgendwo weiter. Zu diesem Zeitpunkt war ich einfach noch nicht so weit, die Tatsache ihres Todes zu akzeptieren. Mein ganzes Leben lang hatte ich mich vor diesem Moment gefürchtet, hatte mir in den wildesten Fantasien ausgemalt, wie ich reagieren würde, hysterisch zusammenbrechend, und jetzt war alles anders. Ich fühlte nichts. Keine Trauer, keinen Schmerz. Vielleicht brauchte ich diesen Selbstschutz, um weiterzumachen in einem Leben, das so viel forderte und keinen Zusammenbruch duldete.

Nach der zwanzigstündigen Fahrt war ich zunächst einmal unglaublich froh, wieder zu Hause zu sein. »Ich will Pizza essen gehen«, sagte ich, worauf mein Mann mich ungläubig anstarrte. Wir verbrachten den Abend dann in unserer Stammpizzeria, als wäre nichts passiert. Danach fiel ich in einen traumlosen, schweren Schlaf.

Als ich meine Schwester am nächsten Tag sah, fiel sie mir weinend um den Hals. »Jetzt sind wir nur noch zu zweit«, schluchzte sie. »Keine Angst, alles wird gut«, tröstete ich sie, ohne ein Wort davon zu glauben.

Nun waren sie also wahr geworden, die Ängste meiner Kindheit. Meine Mutter war tot. Wie oft hatte ich mir diese Situation vorgestellt, hatte mich weinend, verzweifelt schluchzend gesehen. Und jetzt war alles anders. In mir herrschte eine gespenstische Ruhe. Kein innerer Sturm tobte in mir. »Du stehst unter Schock«, sagte Hanspeter liebevoll, als er mich in den Arm nahm. Aber ich wusste nur: Ich muss jetzt stark sein. Wenn ich jetzt zusammenbreche, dann werde ich lange nicht mehr aufstehen. Und ich wollte stark sein, so stark, wie ich meine Mutter immer erlebt hatte.

Instinktiv hielt ich alles Emotionale von mir fern. Mein Umfeld fand, ich sollte mich von meiner Mutter verabschieden. Ich würde es später bereuen, würde ich diesen Schritt nicht machen. Doch ich wusste mit hundertprozentiger Sicherheit: Ich wollte Mutter nicht mehr sehen. Ich wollte sie so in Erinnerung behalten, wie unser letztes Telefongespräch verlaufen war: neugierig, liebevoll, besorgt, nicht als sterbliche Hülle, aus der alles gewichen war, was sie ausgemacht hatte. Ich erinnerte mich an den Abschied von meinem Vater, den ich kaum wiedererkannt hatte, als er tot war. Dieses Erlebnis sollte sich nicht wiederholen. Bis heute habe ich es nicht bereut, dass ich meine Mutter nach ihrem Tod nicht noch einmal gesehen habe.

Die nächsten Tage waren mit Geschäftigkeit erfüllt: Trauerzirkulare mussten verschickt, die Trauerfeier vorbereitet werden. Ich agierte wie eine Marionette, äußerlich gefasst, innerlich an dünnen Fäden hängend, aber ich funktionierte. Es schien mich im Doppelpack zu geben. Die patente, erwachsene Silvia, die alles organisierte und andere tröstete, und das verschreckte Kind, das sich hinter ihr versteckte. Doch die erwachsene Silvia siegte, jedenfalls vorerst. Mein Shrink, Doktor Hättenschwiler, war verblüfft, wie gut ich mit Mutters Tod umgehen konnte. Als er mich fragte, wie ich mich fühle, fasste ich mein Befinden in vernünftigen Worten zusammen. Ich war sehr traurig, aber ich kam mit der Situation zurecht. Kam ich das wirklich? Ich wusste es selber nicht. Die Worte, die ich sprach, berührten mein Herz nicht. Innerlich war ich tot.

Was mir am meisten zu schaffen machte, waren die Schlafprobleme. Ich, die geborene Siebenschläferin, konnte nicht einschlafen. Stundenlang lag ich wach und verfiel meist erst gegen Morgen in einen unruhigen Schlaf, aus dem mich schließlich die altbekannte Panikattacke riss. Ich nahm inzwischen wieder Antidepressiva, die mir halfen, den Tag zu meistern, aber in der Nacht war ich den Ängsten ausgeliefert.

Ich stürzte mich in die Arbeit. Nur einmal brach ich fast zusammen. Als ich am ersten Tag nach meiner Abwesenheit wieder auf die Redaktion kam und mein Lieblingskollege mich fest in den Arm nahm mit den Worten: »Schön, dass du wieder da bist.« Für einen Moment spürte ich die Woge des Mitgefühls, die dazu einlud, sich fallen zu lassen, und fast gelang es ihr denn auch, mich mitzureißen. Aber nur fast. Schnell hatte ich mich wieder im Griff und sagte mit fester Stimme: »Danke, es geht mir wieder gut.«

Und das war nicht mal gelogen. Es ging mir nicht schlecht. Dadurch, dass ich keine Gefühle und Emotionen zuließ, spürte ich keinen Verlust, keinen Schmerz. Es war, als wäre meine Seele in Watte gepackt. Ich weinte auch nie um meine Mutter. Die ehemalige Heulsuse, die früher fast in ihren Tränen versinken konnte, war quasi trockengelegt. Es gab einfach Dinge, die zu traurig waren um sie zu beweinen.

Die Wochen vergingen. Es wurde Herbst. Winter. An Weihnachten besuchte ich frühabends das Grab meiner Mutter zum ersten Mal. Auf allen Gräbern leuchteten kleine Lämpchen und Kerzen, es war eine märchenhafte Atmosphäre. Ich stellte die Christrosen, die ich mitgebracht hatte, in eine kleine Vase und verharrte in Gedanken. Es herrschte eine fast heilige Stille, die nur von den leisen Stimmen anderer Besucher unterbrochen wurde. Ich war nicht allein, auch andere Menschen hatten das Bedürfnis, ihre verstorbenen Liebsten zu besuchen.

Auf dem Weg hierher waren mir noch die verschiedensten Gedanken durch den Kopf gegangen: Wie würde es mir bei diesem ersten Besuch am Grab gehen? Würde der alte Schmerz aufbrechen? Würde ich womöglich eine Panikattacke erleiden? Aber nichts geschah. Im Gegenteil. Es umfasste mich eine tiefe, innere Ruhe, und für einen Moment glaubte ich die Gegenwart meiner Mutter zu spüren und hörte ihre sanfte Stimme, die sagte: »Wo immer du hingehst, komme ich mit dir.«

Weihnachten konnte kommen.

Top Ten der Paniker in der Mythologie und in der Geschichte

1 *Der griechische Hirtengott Pan gilt als Urheber und Namensgeber des unerklärlichen Schreckens. Dies, weil er ganze Herden, die in der größten Mittagsstille ruhten, durch einen Schrei zur unkontrollierten und scheinbar sinnlosen Massenflucht bewegen konnte.*

2 *Der Kriegsgott Ares wird in der griechischen Götterlehre von seinen zwei Söhnen Phobos (Furcht) und Deimos (Schrecken) begleitet.*

3 *Bereits 600 vor Christus beschrieb die griechische Dichterin Sappho, die als wichtigste Lyrikerin des klassischen Altertums gilt, eine Panikattacke.*

4 *Der englische Theologe und Schriftsteller Robert Burton (1577–1640) schilderte in seinem Werk »Die Anatomie der Schwermut« eine Panikattacke.*

5 *1811 erläuterte Johann Wolfgang von Goethe in »Dichtung und Wahrheit« seine Höhenangst und gleich auch seine eigene Therapie dagegen.*

6 *Unter einer Panikstörung litt auch der französische Psychiater Bénédict Augustin Morel (1809–1873), der durch seine Degenerationstheorie bekannt wurde.*

7 *Sigmund Freud (1856–1939), österreichischer Nervenarzt und Begründer der Psychoanalyse, hat mit seinem Konzept über die Angstneurose dazu beigetragen, dass Angststörungen als solche bezeichnet werden.*

8 *Franz Kafka (1883–1924) schreibt im »Mäuse-Brief« vom 4. Dezember 1917 an seinen Freund Max Brod über seine immense Panik vor Mäusen.*

9 *Der dänische Philosoph Søren Kierkegaard (1813–1855) schrieb, dass die Angst unendliche Möglichkeiten des Könnens enthält und dadurch den Motor menschlicher Entwicklung bilden kann.*

10 *Alice Miller (1923–2010), Psychologin und Autorin des Werkes »Das Drama des begabten Kindes«, litt zeit ihres Lebens an Verfolgungs-, Kriegs- und Todesängsten, wie ihr Sohn Martin Miller im Buch »Das wahre ›Drama des begabten Kindes‹« schreibt. Auch habe sie seine Geburt 1950 in Panik erlebt.*

Heute

Seit dem Tode meiner Mutter sind einige Jahre vergangen. Mein Leben verläuft in regelmäßigen Bahnen mit normalen Schwankungen. Ich bin aktiv und versuche die Dinge, vor denen ich früher Angst hatte, möglichst nicht zu vermeiden. Ich bin kürzlich nach New York geflogen, und kein noch so überfülltes Warenhaus trieb mir den Angstschweiß auf die Stirn. Ich habe einen tollen Mann, liebe Freunde und zwei süße Hunde. Panikattacken habe ich zwei oder drei Mal im Jahr, vor allem dann, wenn ich sehr gestresst oder gesundheitlich angeschlagen bin. Dann weiß ich, dass es Zeit ist, besonders gut auf mich aufzupassen oder ein Gespräch mit meinem Therapeuten zu suchen. Man sollte meinen, man könne sich an die Panikanfälle gewöhnen, wenn man sie schon so oft erlebt hat, aber dem ist nicht so. Natürlich sind sie nicht mehr so furchtbar wie früher, als ich noch nicht wusste, was mit mir geschah, aber zu sagen, ich könne mit diesen Gefühlen von Vernichtung und den dazugehörigen chemischen Reaktionen im Körper umgehen, wäre gelogen.

Natürlich packt mich immer wieder mal die alte Verlustangst. Dagegen kann ich nichts tun. Als Rettungsanker stelle ich mir jeweils vor, dass verstorbene geliebte Menschen und Haustiere nicht ganz und gar weg sind, sondern auf einer feinstofflichen Ebene mit uns verbunden bleiben. So empfinde ich es jedenfalls. Ich habe oft das Gefühl, meine Eltern seien in meiner Nähe. Das hilft. Geholfen haben mir auch Erfahrungen mit spirituellen Menschen. Sie haben mich gelehrt, besser mit meinen Verlustängsten umzugehen.

Durch die Verhaltenstherapie bei Doktor Hättenschwiler wiederum habe ich gelernt, den Ängsten nicht mehr aus dem Weg zu gehen, sondern mich ihnen zu stellen. Das gelingt mir nicht immer gleich gut. Wenn ich Dinge tun muss, die ich absolut nicht mag, zum Beispiel alleine fliegen, plagen mich im Vorfeld Schlafstörungen. Gäbe es ein Heilmittel, das mich endgültig von Panik befreite, ich würde es sofort nehmen. Oder, und das ist mein zweiter Gedanke, vielleicht doch nicht? Denn die Panik hat mir vieles beigebracht: achtsam gegenüber den eigenen Bedürfnissen zu sein und ein offenes Herz für die Sorgen und Ängste anderer zu haben. Doch eine Heilige bin ich noch lange nicht: Ein ausgiebiger Shoppingbummel oder eine Tiefenmassage ziehe ich jeder therapeutischen Sitzung vor! Seit der denkwürdigen Begegnung mit Leonardo DiCaprio bin ich übrigens auch nie mehr ohnmächtig geworden. Das ist doch immerhin etwas.

Heute leidet jeder fünfte Mensch in seinem Leben mindestens einmal unter einer Angststörung. Das belegen neue Studien. Die Dunkelziffer dürfte um einiges höher sein. Unter irrationalen Ängsten zu leiden, ist heute noch immer ein Tabu. Derweil Burnout und Depression als Begleiterscheinungen bei Workaholics quasi salonfähig geworden sind, gilt als schwach, wer unter Angst und Panik leidet. In zahlreichen Gesprächen mit Menschen, die an Panikattacken leiden, wurde mir klar: Das Verheimlichen der Angst ist das Schlimmste, was man sich antun kann. Es gibt Hilfe, man muss sie nur annehmen. Um anderen, aber auch nicht zuletzt mir selbst Mut zu machen, habe ich dieses Buch geschrieben. Denn auch wer unter Ängsten leidet, kann ein erfülltes und selbstbestimmtes Leben genießen. Ich bin ein Beispiel dafür.

Top Ten
meiner persönlichen Tipps

1 *Du stirbst nicht, auch wenn es sich so anfühlt.*

2 *Die Attacke geht vorüber. Immer.*

3 *Flüchte nicht, wenn die Panik kommt. Bleibe ganz bei dir, bis sie wieder vorbei ist.*

4 *Erkenne den Zusammenhang zwischen deinen Gedanken und Gefühlen und den körperlichen Reaktionen.*

5 *Angst kann man nur verlernen, wenn man sich mit ihr konfrontiert und sie akzeptiert.*

6 *Lerne die richtige Bauchatmung.*

7 *Beanspruche psychotherapeutische Hilfe, oder nimm Kontakt mit einer Selbsthilfegruppe auf.*

8 *Baue dir ein Sicherheitsnetz auf von Leuten, die du im Notfall kontaktieren kannst.*

9 *Manchmal will dich die Panik auf etwas hinweisen, das in deinem Leben nicht stimmt.*

10 *Du bist stärker als die Angst.*

Nachwort

Als ich Silvia Aeschbach zum ersten Mal in meiner Praxis sah, wirkte sie auf mich ganz und gar nicht ängstlich. Im Gegenteil: Sie trat selbstbewusst auf und verstand es, ihre Beschwerden ruhig und reflektiert zu schildern. Ich merkte schnell, dass sie sich schon lange mit ihren Panikattacken auseinandersetzte. Sie gehörten zu ihrem Leben und setzten ihr in unterschiedlicher Intensität zu – mal mehr, mal weniger. Doch alles Wissen über die Erkrankung half ihr kaum, wenn es wieder einmal so weit war und eine unerwartete, heftige Angst von ihr Besitz ergriff. In diesen Situationen fühlte sie sich »verlassen, ohnmächtig, um ihr Leben fürchtend«. Trotz dieser enormen Belastung gelang Silvia Aeschbach eine steile Karriere.

Es ist ein Teil des Gesamtbildes ihrer Erkrankung, dass diese ihr Menschenbild und ihren Umgang mit fremdem Leid veränderten. Ihre Ängste haben auch ihre Sensibilität und ihr Mitgefühl gegenüber anderen Menschen wachsen lassen. Sie hat erkannt, dass jeder seinen »Rucksack« trägt, auch wenn man ihn auf den ersten Blick nicht sieht. Dieses Wissen, dass sich hinter äußerer Stärke ein sehr verletzlicher Kern verbergen kann und es uns allen mehr oder weniger gleich geht, sollte uns doch mitfühlender und toleranter gegenüber unseren Mitmenschen machen.

Silvia Aeschbach ist kein Einzelfall. Fast zwanzig Prozent der Bevölkerung leiden mindestens einmal im Leben unter sehr heftigen und/oder lange anhaltenden Ängsten. Die Wahrnehmung und der Umgang mit Ängsten sind sehr individuell und können im Laufe eines Lebens stark variieren. Angst wird auch nicht von allen Menschen gleich wahrgenommen. Während die einen vor allem körperliche Symptome entwickeln, erleben andere die Angst primär als heftiges und oftmals überwältigendes Gefühl.

Leider zeigt meine therapeutische Erfahrung, dass die meisten Betroffenen aus Scham, Unsicherheit oder Unwissenheit nicht über ihre Ängste sprechen. Denn Angst ist verpönt, gilt auch heute noch als Zeichen von Schwäche, die man verbergen muss. Deshalb begeben sich viele erst sehr spät in Behandlung, oft erst dann, wenn bereits Komplikationen respektive Folgeerkrankungen, zum Beispiel Depressionen, aufgetreten sind. Es ist ein großes Problem, dass Angsterkrankungen heute noch eher selten – und selbst dann, wenn Betroffene ärztliche oder psychologische Hilfe aufsuchen – als solche erkannt werden. Aber auch wenn die Diagnose sachlich richtig gestellt wird, folgt keineswegs immer eine angemessene Behandlung. So war es auch bei Silvia Aeschbach. Sie litt jahrelang unter starken körperlichen und seelischen Beschwerden, ohne dass eine Angststörung diagnostiziert wurde. Zwar bescheinigten ihr zahlreiche Ärzte ein »schwaches Nervenkostüm«, was aber aus fachlicher Sicht überhaupt nicht zutrifft. Dieses »Etikett« konnte sie keineswegs beruhigen und vermochte der

Todesangst, in die sie jeweils während einer Panikattacke geriet, nichts entgegenzusetzen. Im Gegenteil: Ohnmacht und Hilflosigkeit wurden noch stärker. In der Praxis erlebe ich oft, dass solche Patienten in Notfallstationen landen und dort hören müssen, ihnen fehle überhaupt nichts, sie seien einfach ein bisschen nervös, überspannt oder überarbeitet. Schlimmstenfalls wird ihnen unterstellt, sie würden nur simulieren

Wer an einer Angsterkrankung leidet, sieht sich schnell mit einer Flut von oft zweifelhaften therapeutischen Hilfsangeboten konfrontiert. Alternativmedizin, Esoterik, sogenannte Geistheiler und manche Sekten bieten ihre verführerischen Dienste an, die nur am Anfang eine oberflächliche Linderung verschaffen.

Wie bereits erwähnt, werden Panikattacken in der Regel als traumatisch erlebt. Dabei handelt es sich um keine normale Furcht oder Nervosität, die jeder Mensch aus stressigen Situationen kennt. Es ist eben keine Angst, die sich einfach durch gutes Zureden beruhigen lässt. Nein, es ist die unbeschreibliche Angst, die Kontrolle zu verlieren, verrückt zu werden, gar zu sterben, dies zuweilen gepaart mit einem Gefühl des Verloren- und Verlassenseins sowie physisch begleitet von Atemnot, Brustschmerzen, Herzrasen, Zittern, Schweißausbrüchen, Taubheitsgefühlen, Kribbeln oder Übelkeit.

Die genauen Ursachen der Angsterkrankungen sind auch heute noch nicht bekannt. Bei deren Entstehung sind aber immer mehrere Faktoren beteiligt. Dass Angsterkrankungen innerfamiliär gehäuft auftreten, weist auf einen genetischen Anteil bei ihrer Entstehung hin. Dabei wird nicht die Krankheit selbst vererbt, sondern eine Anfälligkeit (Vulnerabilität) dafür. Aus heutiger Sicht lässt sich sicher sagen, dass auch Silvias Mutter unter Panikattacken litt. Diese wurden allerdings als »Herzrhythmusstörungen« missverstanden, was nicht erstaunt, da man in den 1960er-Jahren noch sehr wenig über Angsterkrankungen wusste.

Neben den anlagebedingten gibt es noch andere auslösende Faktoren wie zum Beispiel traumatische Ereignisse, aber auch länger andauernde Belastungen wie Beziehungsschwierigkeiten, Verlust, Trennung, Scheidung, Tod von geliebten Menschen, Stress am Arbeitsplatz, Mobbing oder ein ungesunder Lebensstil spielen eine nicht unwichtige Rolle. Schließlich können Angsterkrankungen auch ohne die oben geschilderten Stressfaktoren auftreten.

Das Phänomen Angst lässt sich besser verstehen, wenn wir das Gehirn genauer betrachten. Wir kennen heute neben dem wichtigsten Zentrum der Angst, dem Mandelkern (Amygdala), weitere involvierte Hirnstrukturen, die mit der Angstregulation zu tun haben. In diesen kann es zu einem Ungleichgewicht der Informationsübertragung kommen. Für die Neurochemie der Angst sind Ungleichgewichte der Botenstoffe (Neurotransmitter) des Serotonin- und Noradrenalinsystems von großer Bedeutung. Ein Mangel an Serotonin, dem sogenannten »Wohlfühl- oder Glückshormon«, wird nicht nur mit Angst, sondern auch mit anderen psychischen Störungen, zum Beispiel Depressionen, Ess- und Schlafstörungen, in Verbindung gebracht. Ungewöhnlich starker oder lange andauernder Stress führt zu einem erhöhten Umsatz der oben erwähnten Hirnbotenstoffe, was eine verminderte Serotoninausschüttung und damit eine Funktionsstörung zur Folge haben kann. Neben Stress können auch Bewegungsmangel und falsche Ernährung zu besagter Fehlfunktion führen.

In jedem Fall muss die Behandlung den individuellen Bedürfnissen der betroffenen Person angepasst werden. Ob eine psychotherapeutische, medikamentöse oder kombinierte Behandlung zum Einsatz kommt, hängt vom Ausmaß, von der Dauer und den Folgen der Erkrankung ab.

Panikstörungen, aber auch andere Angsterkrankungen, lassen sich mittels psychotherapeutischer Behandlung, insbesondere mit kognitiv-verhaltenstherapeutischen Methoden, gut angehen, oft in Kombination mit der Verabreichung moderner Antidepressiva, die eine gute Wirkung gegen Ängste haben. Zu Beginn der Therapie werden in vielen Fällen auch rasch angstlösende Medikamente, sogenannte Anxiolytika, unterstützend eingesetzt. Sie können nach erster Besserung rasch wieder ausgeschlichen werden. Zu einer erfolgreichen Therapie gehört schließlich auch die Vermittlung von Angstbewältigungsstrategien, damit Betroffene lernen, mit der Angst in veränderter und lindernder Weise umzugehen.

Hilfreich und im Sinne einer Unterstützung der Therapie wirken beispielsweise auch die Einübung von Atemtechniken, Muskelentspannungs- und Körperwahrnehmungsübungen.

Angst führt häufig zu Vermeidungsverhalten. So ist Silvia Aeschbachs Angst vor dem Fliegen geradezu typisch. Die Vermeidung dieser angsterregenden Situation ist aber eine Scheinlösung. Zwar bringt der Verzicht auf das Fliegen oberflächlich die gewünschte Erleichterung, die Lösung des Problems wird aber gerade verhindert. Vermeidung minimiert die Möglichkeit, zu erfahren, dass Angst grundsätzlich bewältigt werden kann. Im Rahmen einer Verhaltenstherapie durch Expositions- respektive Konfrontationstraining lernte Silvia Aeschbach, sich ihrer Angst zu stellen. Auch das Fliegen hat sie zurückerobert, zuerst in Begleitung des Therapeuten, dann auch allein. Heute fliegt sie regelmäßig, wenn auch immer noch ohne Begeisterung. Aber sie wagt es, und bisweilen keimen darüber sogar leichte Freude und Stolz in ihr auf.

In einer Zeit, in der Burnout und allmählich auch Depressionen »salonfähig« geworden sind, weil sie mit überdurchschnittlicher Leistung assoziiert werden, wird Angst vielfach totgeschwiegen – wird sie doch mit Schwäche gleichgesetzt. Das Beispiel von Silvia Aeschbach zeigt aber, dass man auch mit diesem »Rucksack« ein erfülltes und selbstbestimmtes Leben führen kann. Ihr Buch ermuntert Betroffene, die Angst nicht mehr als Schreckgespenst, sondern als Begleiterin zu sehen, zu lernen, ihr zu begegnen und die vorantreibende Kraft zu nutzen. Und es wird deutlich, wie wichtig es ist, so früh wie möglich eine kompetente Hilfe in Anspruch zu nehmen.

Dr. med. Josef Hättenschwiler

Dr. med. Josef Hättenschwiler ist Facharzt für Psychiatrie und Psychotherapie FMH sowie Chefarzt des Zentrums für Angst- und Depressionsbehandlung Zürich, ZADZ.
www.zadz.ch

Dank

Ein erstes Buch zu schreiben, ist ein Abenteuer. Ich danke allen, die mich auf diesem Weg begleitet haben, insbesondere meiner geliebten Schwester Jeannette Voltz für so manchen gemeinsamen Rückblick, Stephanie Riedi fürs Gegenlesen und ihre wertvollen Inputs, Elke Müller fürs Lektorieren und natürlich meinem Mann, Hanspeter Eggenberger, für seine Unterstützung und dafür, dass er mit seinen kulinarischen Highlights manche kleinere Schreibkrise überwinden half.

Bücher rund um Panik

Silvia Schneider: »Panik. Angstanfälle und ihre Behandlung«, Springer

Sarah Kuttner: »Mängelexemplar«, S. Fischer

Charles H. Elliott, Laura L. Smith: »Angstfrei leben für Dummies«, John Wiley & Sons

Borwin Bandelow: »Das Angstbuch. Woher Ängste kommen und wie man sie bekämpfen kann«, Rowohlt

Alexander Huber: »Die Angst, dein bester Freund«, Ecowin

Roger Baker: »Wenn plötzlich die Angst kommt. Panikattacken verstehen und überwinden«, SCM R. Brockhaus

Christian Haimerl: »Frei von Angst und Panikattacken in zwei Schritten«, Gräfe und Unzer

Susanne Seethaler: »Das Mädchen im rosafarbenen Kleid. Meine Geschichte der Angst und ihrer Heilung«, Nymphenburger

Annette Pehnt: »Lexikon der Angst«, Piper

Silke Porath: »Keine Panik vor der Panik! Kleine Tipps gegen die große Angst. Ein persönlicher Ratgeber«, Schwarzkopf & Schwarzkopf

Webseiten rund um Panik

Angst- und Panikhilfe Schweiz
www.aphs.ch

Schweizerische Gesellschaft für Angst & Depression
www.swissanxiety.ch

DASH Deutsche Angst-Selbsthilfe
www.panik-attacken.de

Unsere Bücher finden Sie überall
dort, wo es gute Bücher gibt, und unter
www.woerterseh.ch